名医の食卓

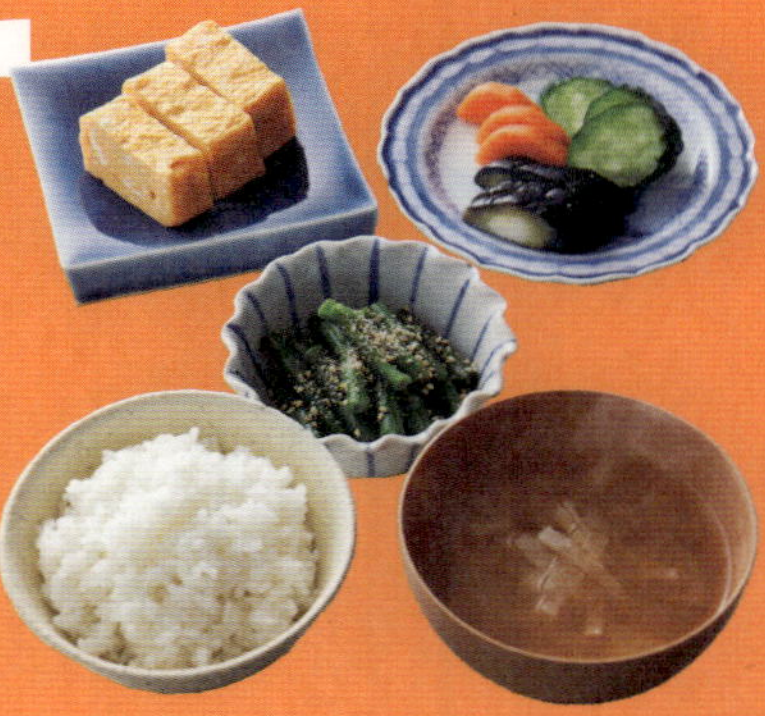

満尾 正
米国先端医療学会理事／医学博士

アチーブメント出版

世の中にはさまざまな健康食事法があります。

「いったい、何が正しいの？」

と、わからなくなってはいませんか？

健康になるための食事は

至ってシンプルです。

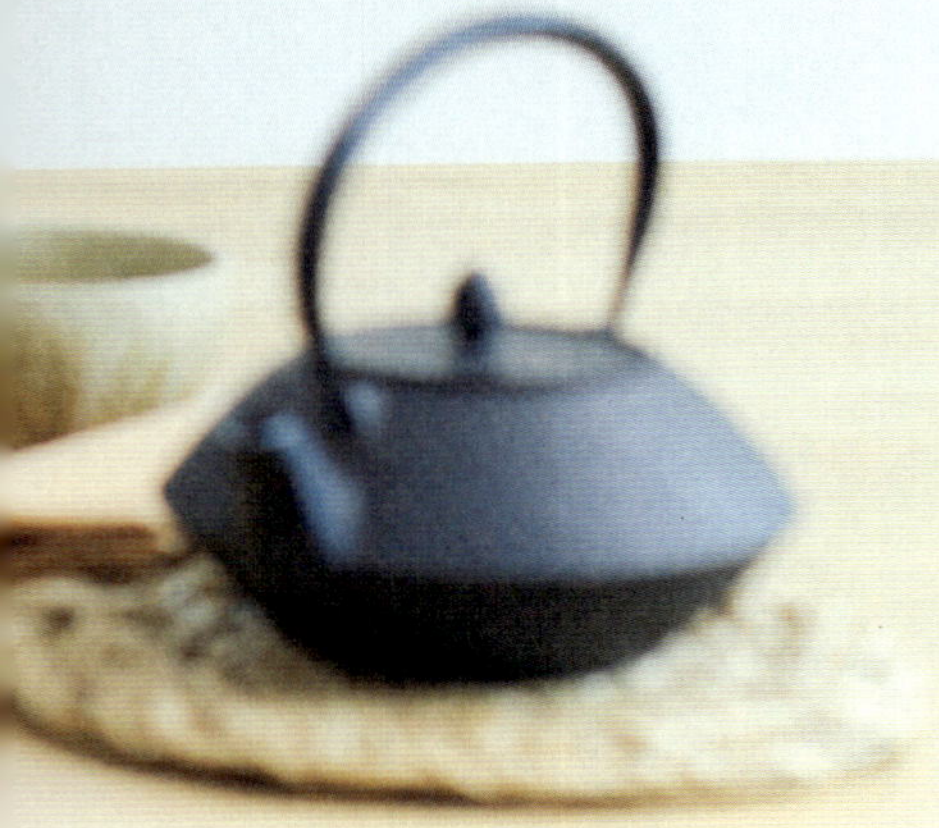

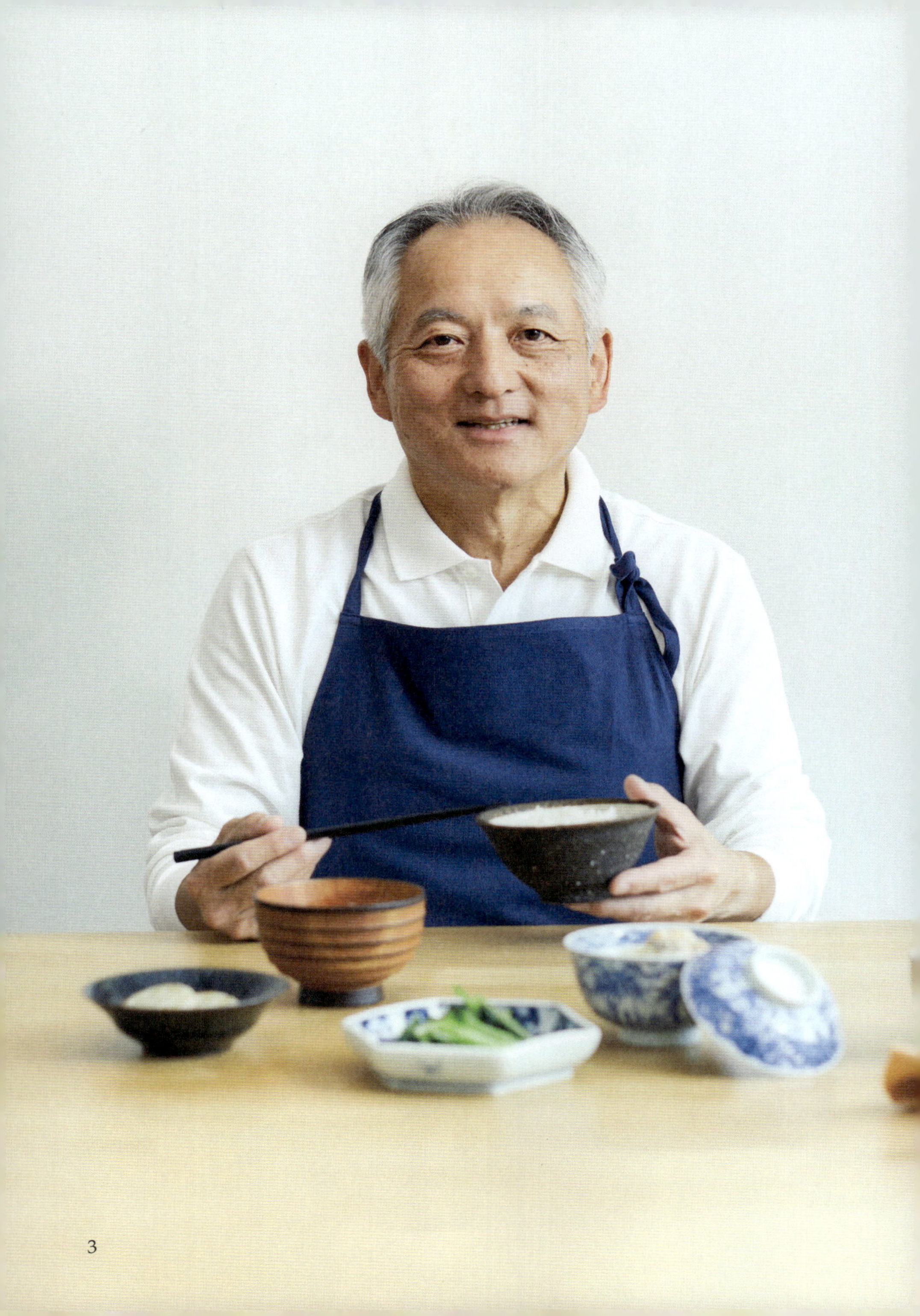

これは、ある70代夫婦の
食事例です。
体をつくる源である
「たんぱく質」を
意識していることが
伝わってきます。

しかし、
ビタミン・ミネラルが
不足していて
栄養バランスは
偏っています。

ある70代夫婦の食卓

【朝食】

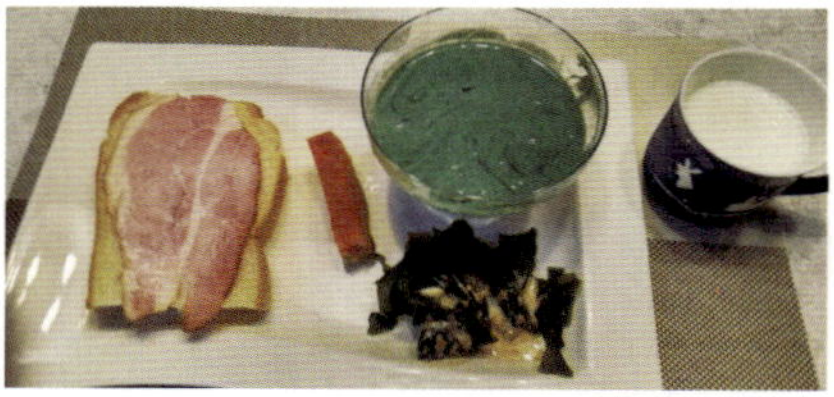

【昼食】

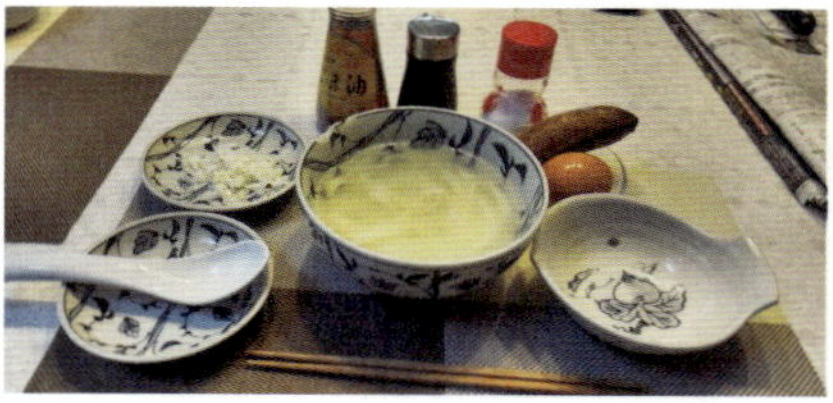

【夕食】

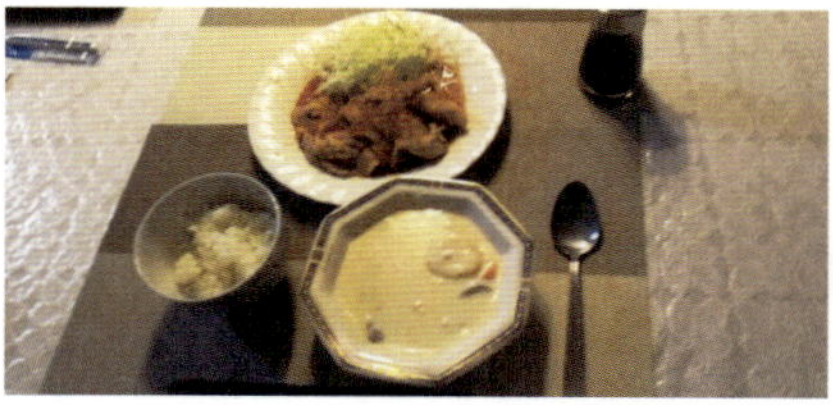

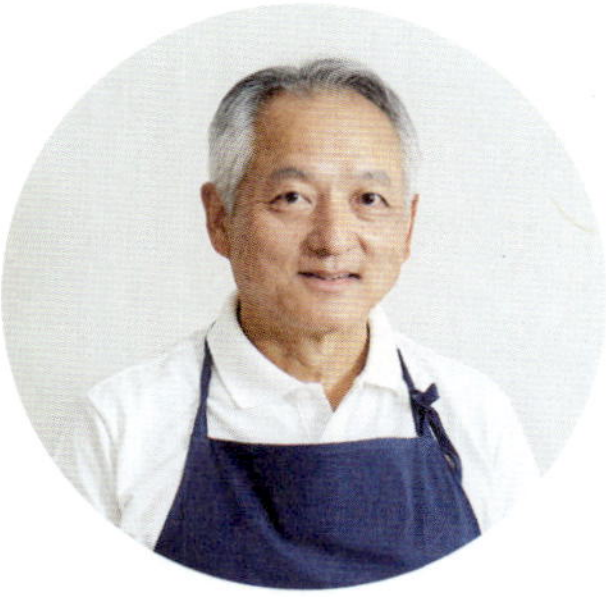

私たちは健康を
意識しているつもりで、
もしかしたら
不健康な食事を
続けているかも
しれません。

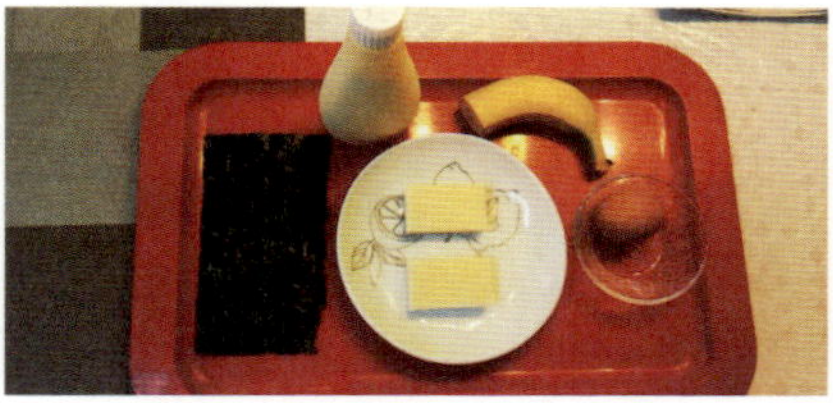

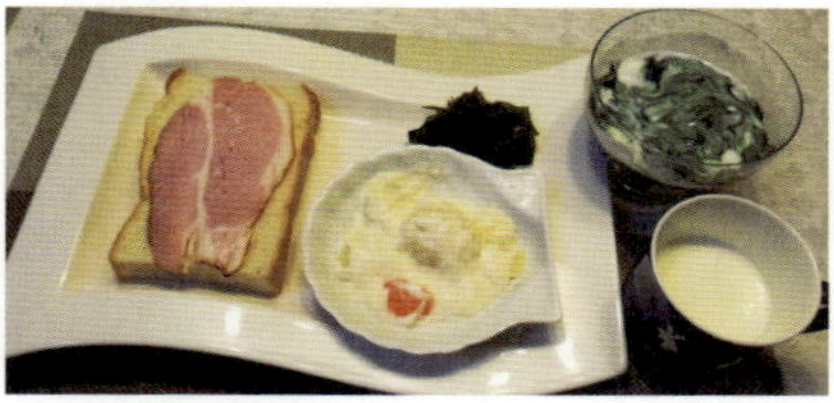

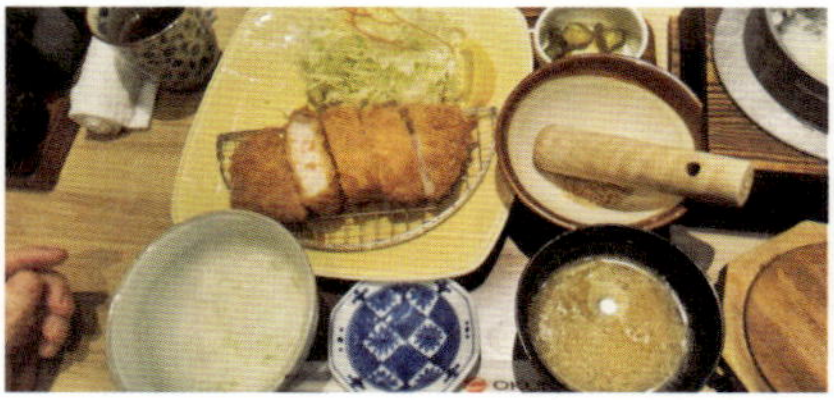

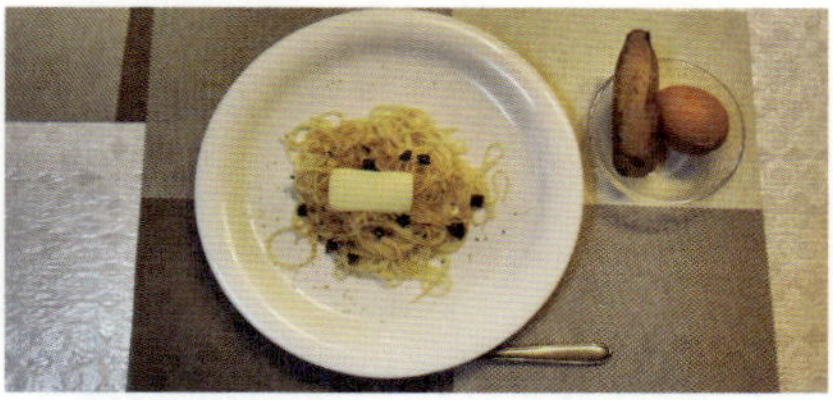

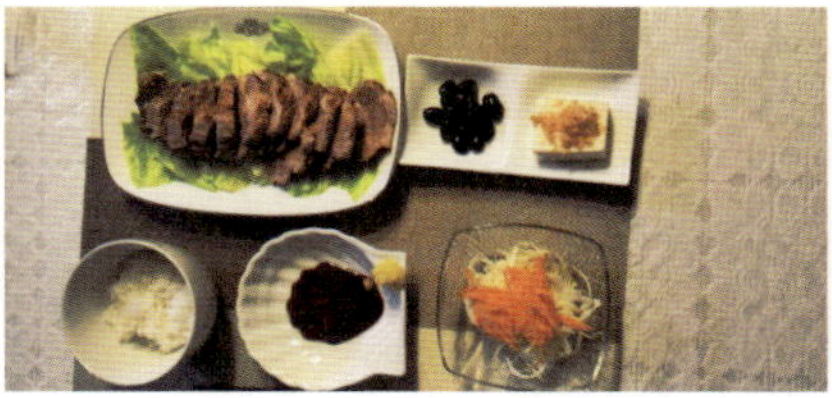

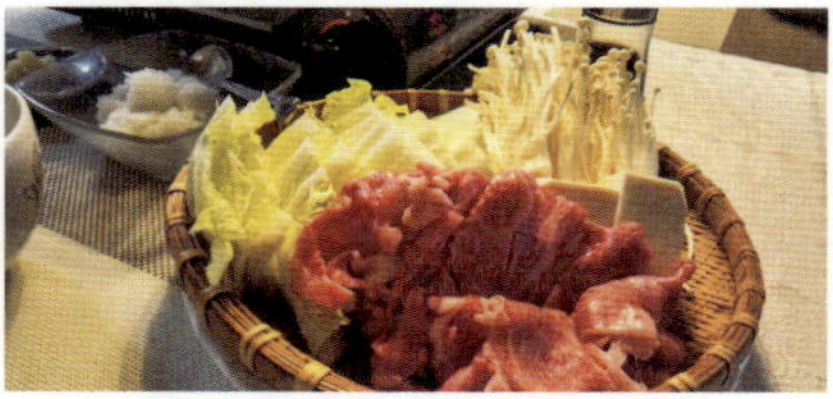

わたしはハーバードで栄養学を学び
日々、患者さんに最新のアンチエイジング医学に基づいた栄養指導をしています。
4000人以上の臨床をしていると
アドバイスはどんどんシンプルでそぎ落とされたものになっていきます。

片や料理は手抜きでおいしくなければ
ずぼらなわたしには続きません。

そこで本書は簡単に健康になれるレシピを載せました。
わたしが日頃からつくり、家庭で食べているものです。

簡単なルールを守るだけで
病気にならない、老けない、太らない食事は実現するのです。

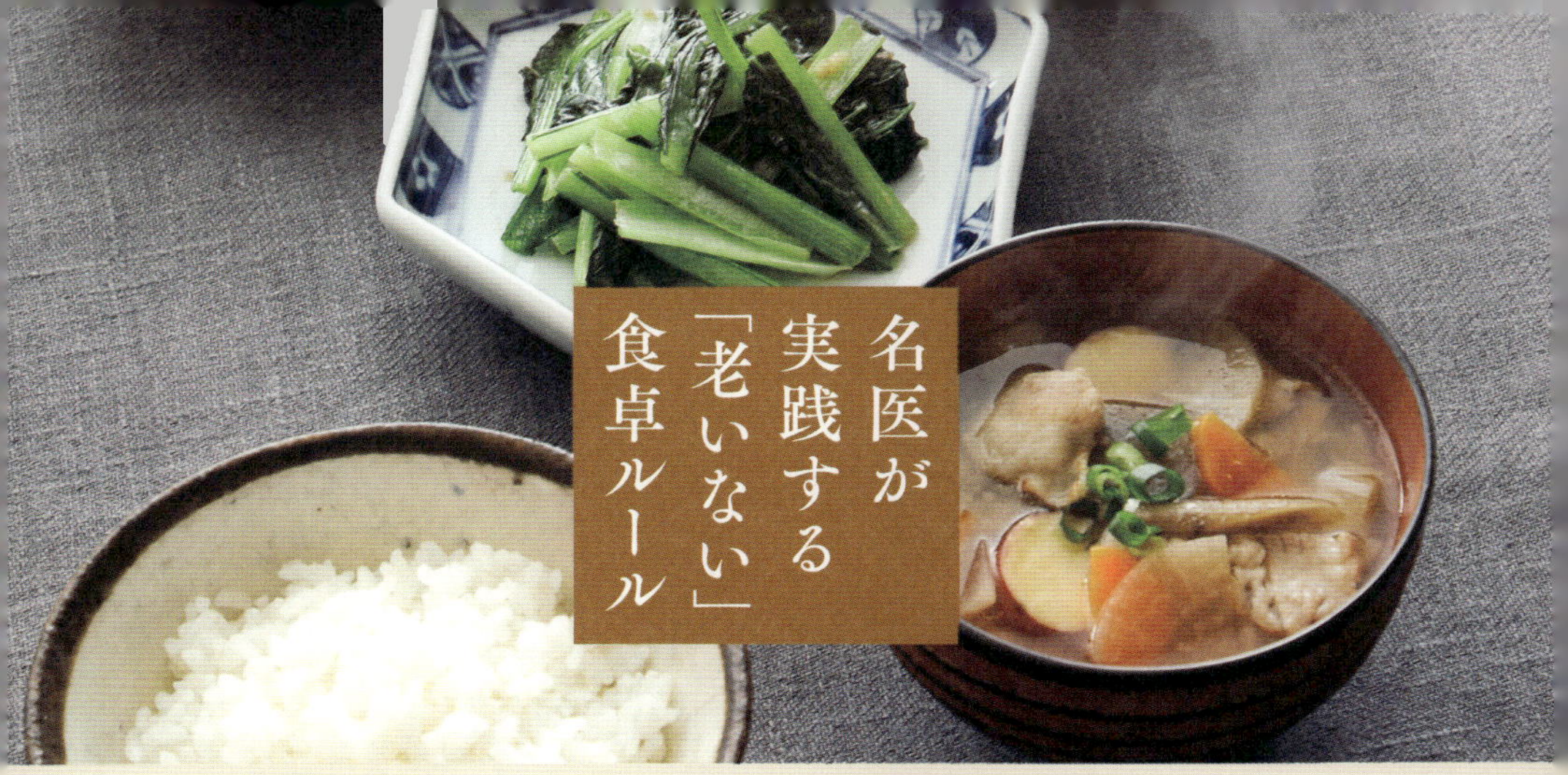

名医が実践する「老いない」食卓ルール

ルール1　空腹を感じてから食べる

ルール2　「一汁二～三菜」の和食スタイルが基本

ルール3　多種類のビタミン・ミネラルを摂る

ルール4　「一物全体食」を心がける

ルール5　主菜は「魚＞鶏＞豚＞牛」

ルール6　発酵食品と食物繊維を積極的に摂る

ルール7　調理法は「焼く・揚げる」より
「煮る・茹でる・蒸す」

はじめに

２０１９年末に上梓した『食べる投資～ハーバードが教える世界最高の食事術～』がご好評をいただいたこともあり、同じアチーブメント社から「医者が普段何を食べているのか」に関心があるということで、本書の企画が動き出しました。私自身、学生時代から結婚するまで独身時代が長かったこともあり、自炊料理は苦にならず、今でも週末は厨房に立つことが多い日常です。

味気ない表現をすれば、料理は物理と化学です。しかしこれは、人間が健康に生きていくために必要な栄養素をいかにおいしく食べるかという、人類だけがもっているありがたい手段であり、一流の料理人に至っては、芸術の域にまで高めてしまっています。ご覧いただくとおわかりいただけると思いますが、ご紹介しているレシピはいずれも簡単に入手できる食材からできるものであり、調理方法もできるだけシンプルなものとなっています。

その昔ブームとなった根昆布健康法というものがありました。海藻は必須ミネラルのヨウ素を含む健康食材の代表的なものですが、食べすぎると甲状腺機能低下症の原因にもなります。当院の外来でも根昆布健康法によって甲状腺機能低下症となったケースがありました。糖質制限食がよいということで、唐揚げなど肉類を多く食べるようになった結果、アラキドン酸やホモシスティン値が高値となり、体の不調を訴えた方もいらっしゃいました。

健康な食事術の情報はたくさんあっても、それを実践している人がほんとうに健康かどうかは目には見えないのです。

わたしは、1994年に渡米し、ハーバード大学の外科代謝栄養学教室の研究員となりました。ここでは、グルタミンというアミノ酸と成長ホルモンによって腸管壁の成長を促進する研究を中心に、栄養代謝の基礎的研究をおこなっていました。しばらくすると、この成長ホルモンを利用したアンチエイジング医療という領域が米国内で広まり始めたことに驚いたことを今でもおぼえています。

２００１年に米国抗加齢医学会の認定資格を取得し、その帰路で恩師であるテリー・グロスマン先生のクリニックに立ち寄りました。そこでアンチエイジングの検査やキレーション治療の点滴などを自ら受けたことが、現在のクリニック開設の動機となりました。グロスマン先生は、できるだけ薬に頼らず、一人ひとりの患者さんの生活に即した健康サポートをおこなっており、そんなクリニックに憧れて、２００２年に日本ではじめてのアンチエイジングクリニックを開院しました。早いもので、22年間で、延べ４０００人以上の患者さんに足を運んでいただいています。

アンチエイジングドックでは、通常の人間ドックでは調べない検査項目である、栄養バランスの状態や酸化、糖化の進行度まで詳しく検査し、それぞれの数値のつながりを横断的に読み解いて診断します。その方の体質を生化学的にリノベーションするようなイメージで、健康についての助言や治療をおこなっています。中心は50代の方々で、皆さんの健康意識は総じて高いです。それでもほとんどの方が、検査でなんらかの異常数値が出ます。なぜご本人が気づかないかというと、従来の人間ドックの検査項目は病気があるかないかを見極めるためのものであり、より健康な状態をつくるための検査項目が含まれていないからです。

具体的には、ビタミンやミネラルのコンディション、脂肪酸のバランス、ホルモンの充足状態、体内有害金属の有無などを把握することが、当院のアンチエイジングドックの特徴であり、これらは健康資産を増やすために欠かすことのできない情報でもあります。

ハーバード大学の恩師、ウィルモア教授は「栄養医学はすべての医学の基盤となる学問である。この道を探究しなさい」と言われました。その言葉のほんとうの意味が、開業医を続けて20年以上経ってようやく腑に落ちてきました。本書には最新のアンチエイジング情報と、医師としての臨床経験から得た知見を余すところなく盛り込みました。皆さんの健康づくりのヒントが少しでもあれば、著者として嬉しいかぎりです。

第1章 名医の食卓ルール

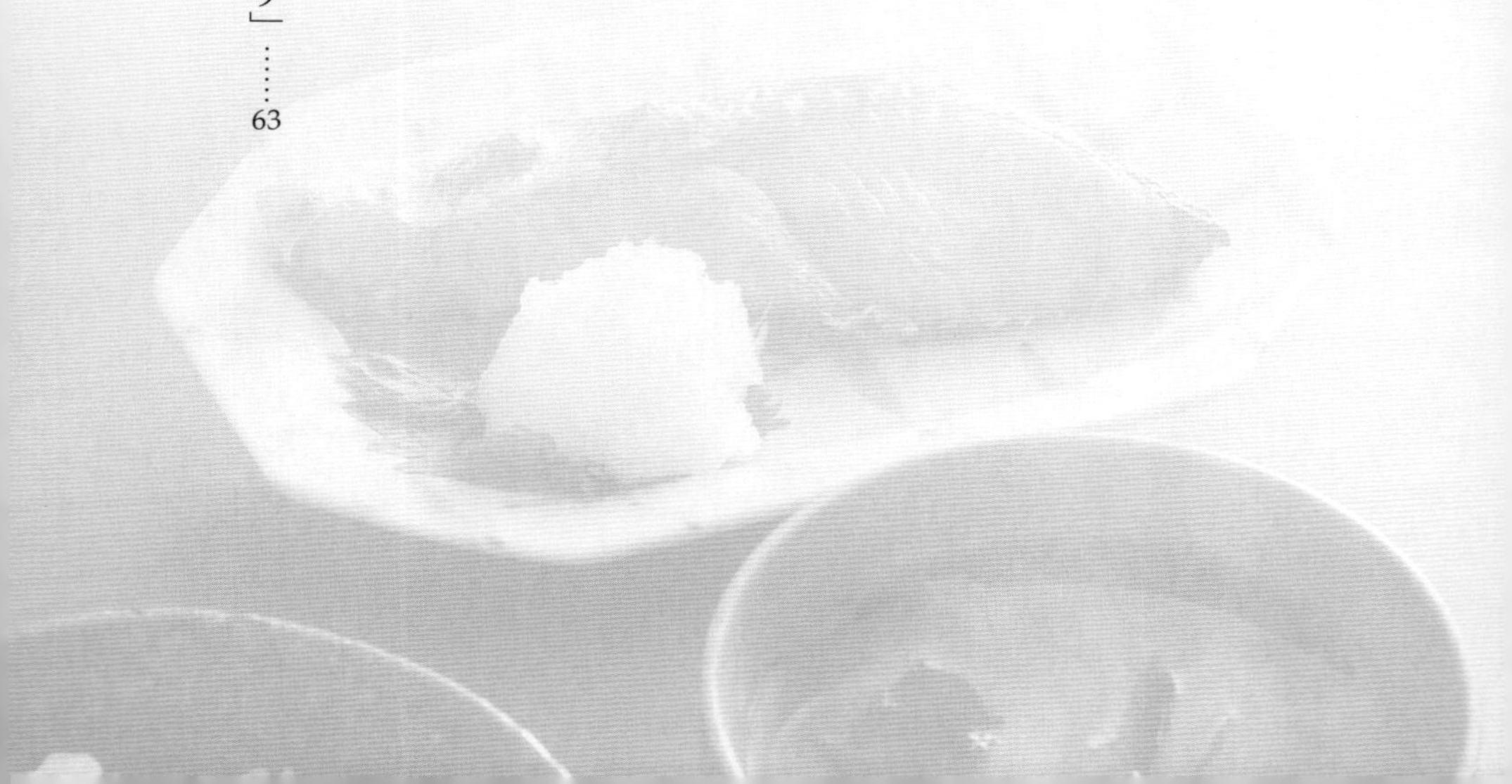

第2章

名医の食卓レシピ

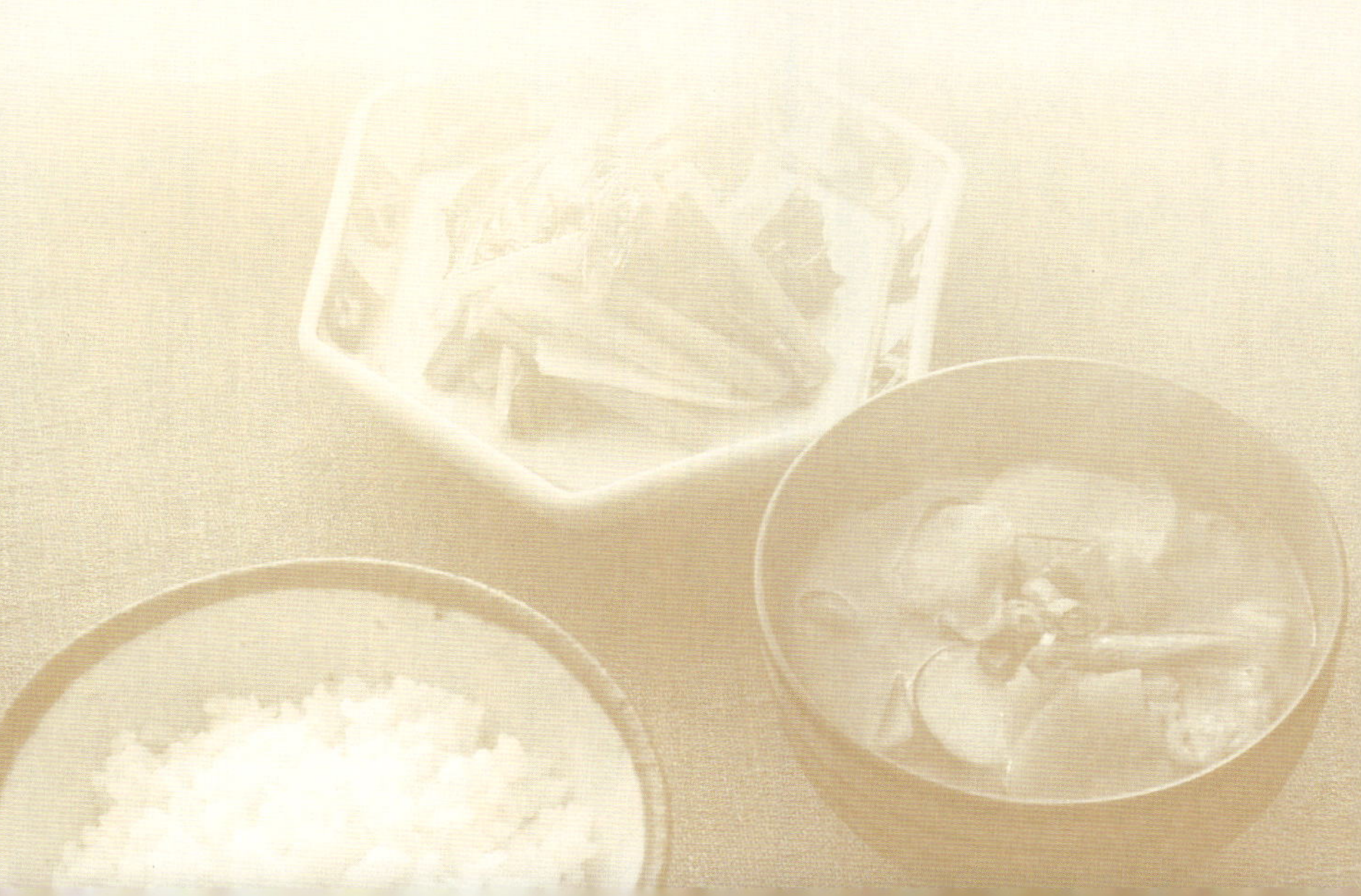

第3章 名医が教える最高の食べ方

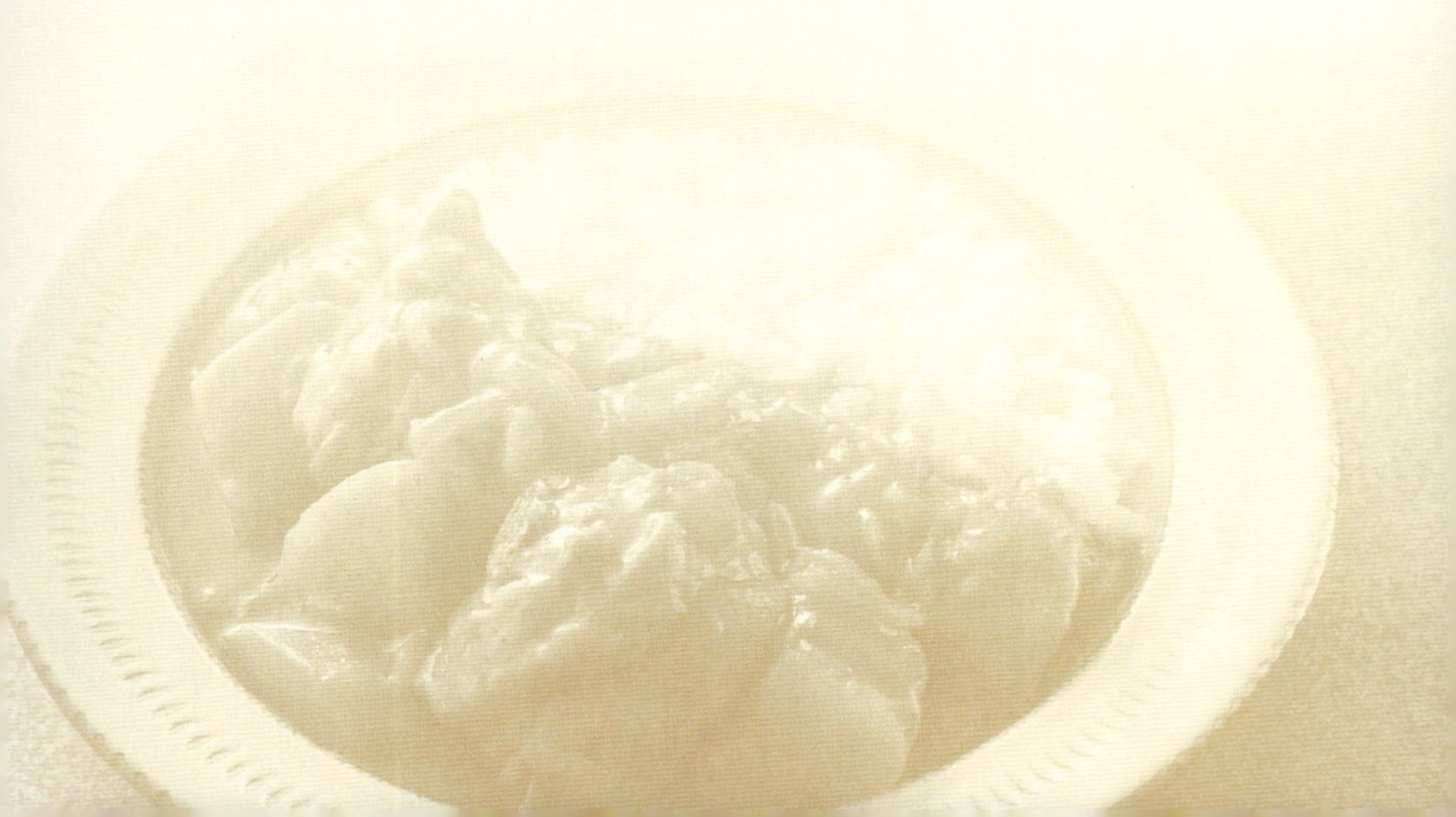

第4章 消化力を高めて体の栄養になる食べ方

第5章 食に関するさまざまな疑問

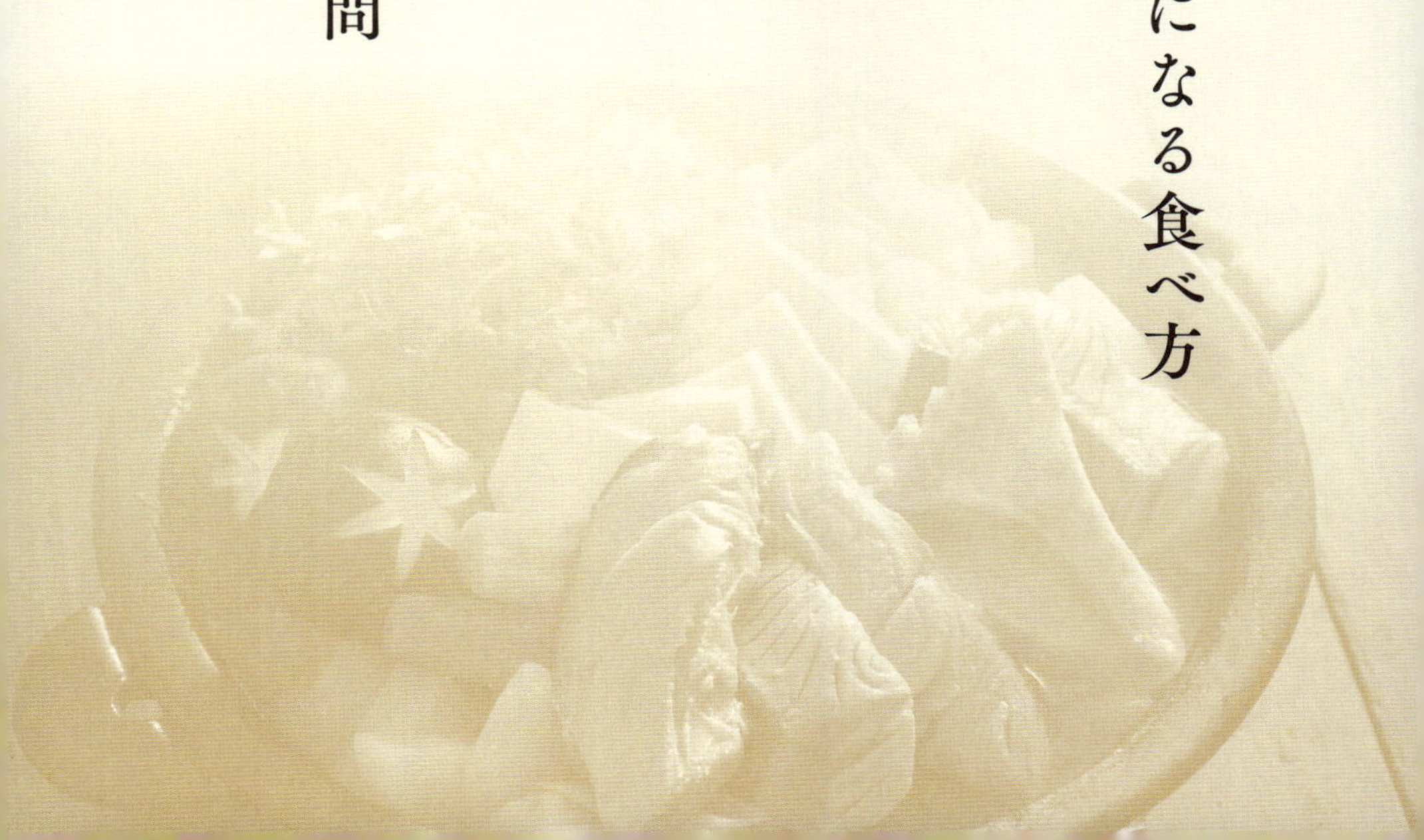

第1章
名医の食卓ルール

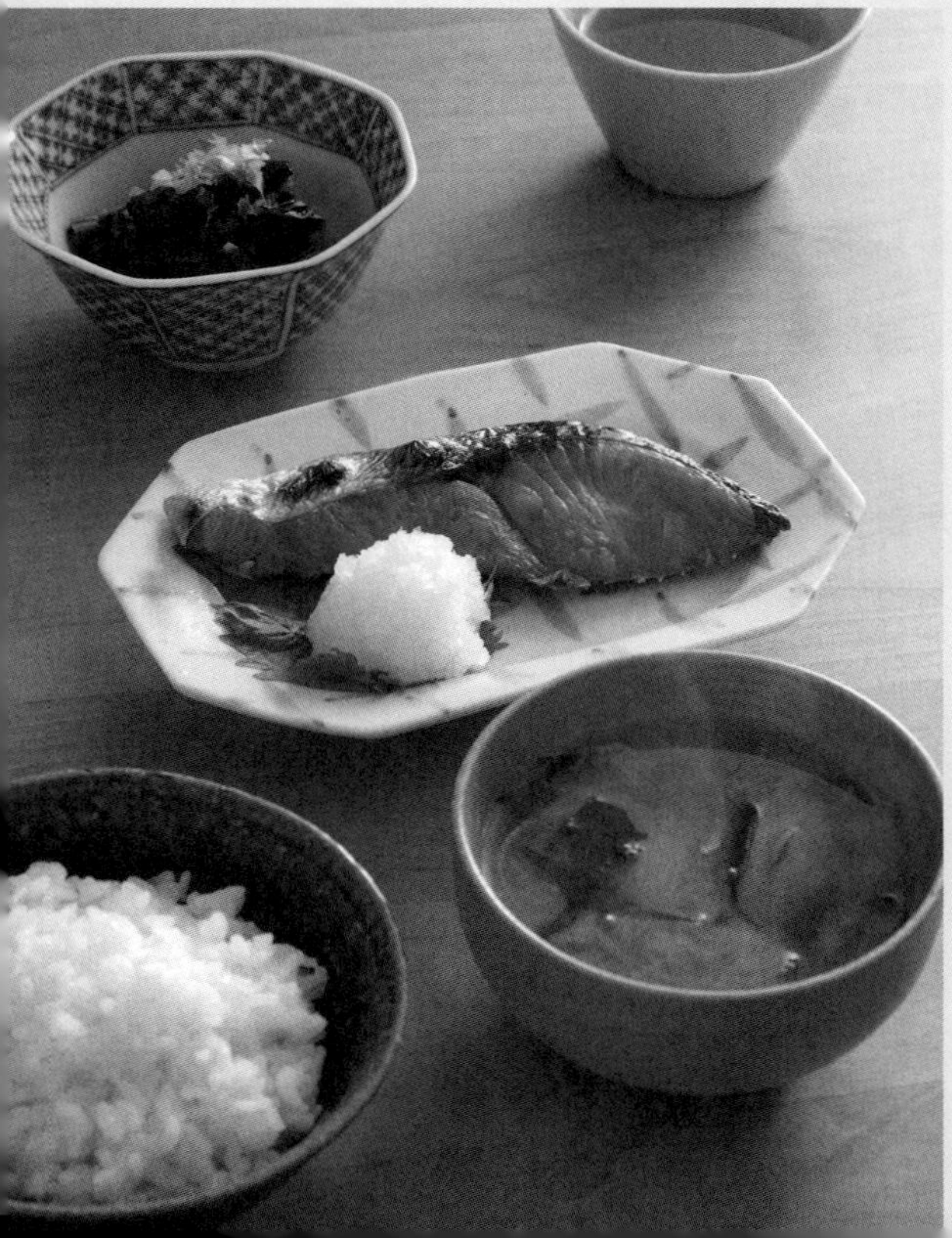

人間はなぜ食事をしなければならないの？

生き物は毎日当たり前のように食べものを摂取します。雑食の人間はじつにさまざまなものを食べて生きていますが、何が健康によいかを知ろうとすれば、「そもそも栄養とは何か？　私たちの体にどんな影響をおよぼしているのか？」を考えていく必要があるでしょう。

私たちはなぜ食べる必要があるのでしょうか？　この問いが、健康資産を増やす食事の糸口です。

食べものに含まれる栄養には、大きく分けて3つの大きな役割があります。1つ目は「私たちの体そのものをつくること」。2つ目は「動く、ものを考える感情を動かすといったあらゆる生命活動を営むためのエネルギー源となること」。そして3つ目は、「酸化現象などのストレスから細胞を守り、身体機能を円滑にすること」です。

しかし、人間は生きるために必要なこうした栄養を自らの力でつくることができません。このために、私たちは毎日食事をしています。

1つ目から説明していきましょう。私たちの体づくりに栄養はどう影響しているのでしょうか。いや、そもそも私たちの体はどのようにつくられているのでしょうか。

人間の体はほとんどが水分だと言われます。成人男性で体重の約60%は水分が占めています。高齢者や女性はこれより若干少なく、子どもの場合は大人より多く、生まれたばかりの赤ん坊は体重の約80%が水分だと言われています。

それでは水分以外は何があるのでしょうか。諸説ありますが、水分に次いで多いのは、たんぱく質（16～18%）と脂質（15～18%）で、ほかにミネラル（4～6%）、糖質（1%未満）だと言われています。

水を分解すると、中学校の化学で習ったとおり、酸素（元素記号O）と水素（H）になります。**たんぱく質**や**脂質**は有機化合物なので、もう少し構造が複雑なのですが、炭素（C）と窒素（N）が連なって分子となり、その分子が結合して出来上がっています。**酸素、炭素、水素、窒素だけで体の96％が構成されています。**

残りの数％を占めるのがミネラルです。ミネラルとは、主要4元素以外の元素の総称で無機質とも呼ばれます。現在わかっているだけでも100種類以上のミネラルがあり、そのうち16種類が人間の体にとって欠かせない必須ミネラルとされています。必須ミネラルは1日の摂取量がおおむね100mg以上の主要ミネラルと、それ以下の微量ミネラルに分かれます。

主要ミネラルのカルシウムやマグネシウムは広く知られていますが、クロムやコバルトになると少しマニアックになります。いずれにしても、私たちの体は酸素（元素記号O）（65％）、炭素（C）（18％）、水素（H）（10％）、窒素（N）

必須ミネラル16種類

主要ミネラル
ナトリウム (Na)
マグネシウム (Mg)
リン (P)
硫黄 (S)
塩素 (Cl)
カリウム (K)
カルシウム (Ca)
微量ミネラル
クロム (Cr)
マンガン (Mn)
鉄 (Fe)
コバルト (Co)
亜鉛 (Zn)
銅 (Cu)
セレン (Se)
モリブデン (Mo)
ヨウ素 (I)

出典：「『健康食品』の安全性・有効性情報：ミネラルについて」（国立研究開発法人 医薬基盤・健康・栄養研究所）（*1）

人間の体内に含まれる元素

分類	元素名		必須性(人間)	体内存在量(%)
多量元素	酸素	O	○	65.0
	炭素	C	○	18.0
	水素	H	○	10.0
	窒素	N	○	3.0
	カルシウム	Ca	○	1.5
	リン	P	○	1(98.5%)
少量元素	硫黄	S	○	0.25
	カリウム	K	○	0.2
	ナトリウム	Na	○	0.15
	塩素	Cl	○	0.15(99.3%)
	マグネシウム	Mg	○	0.05
微量元素	鉄	Fe	○	
	フッ素	F	○	
	ケイ素	Si	○	
	亜鉛	Zn	○	
	ストロンチウム	Sr		
	ルビジウム	Rb		
	臭素	Br		
	鉛	Pb		
	マンガン	Mn	○	
	銅	Cu	○	

分類	元素名		必須性(人間)	体内存在量(%)
超微量元素	アルミニウム	Al		
	カドミウム	Cd		
	スズ	Sn		
	バリウム	Ba		
	水銀	Hg		
	セレン	Se	○	
	ヨウ素	I	○	
	モリブデン	Mo	○	
	ニッケル	Ni	○	
	ホウ素	B		

出典:『生命元素事典』(桜井弘編、オーム社、2006年)(*2)

(3%)という4元素でほとんど成り立っていることをここでは理解してください。

なぜ三大栄養素は炭水化物、脂質、たんぱく質なの？

では、体の96％を占めるこの4元素を私たちはどのように取り入れているのでしょうか。

炭素はその名のとおり「炭水化物」と、「脂質」からも取り入れています。これらは炭素—水素、炭素—水素—酸素のように組み合わせが異なる分子から成り立っています。4元素の結合の仕方で炭水化物、脂質、たんぱく質に分かれるのですが、最小の構成要素はすべて同じです。

4元素のうち窒素が抜けていましたね。じつは窒素は唯一、たんぱく質にしか含まれていません。そもそも大気の約80％は窒素が占めているのですが、人間は酸素のように呼吸によって窒素を体内に取り入れることができないのです。

窒素を有機物質に変えてくれるものは、自然界では、雷（放電によって空気中を漂っている窒素分子が酸素と結びつき窒素酸化物に変化する。ただし微量）

か土壌中の微生物（窒素固定菌）だけです。無機質の窒素元素を有機物質に変える仕組みが人体にはありません。

ですから、私たち人間は土壌微生物の働きによって育った植物やそれを食べた動物などの「命をいただく」ことで、間接的に窒素を取り入れています。

これで生きていくための主要４元素が揃いました。炭水化物、脂質、たんぱく質の三大栄養素は、この４元素を取り入れる源となります。

人体の構成要素の中で水分の次に多いたんぱく質と脂質はともに肝臓でつくられます。それを基に細胞が一つひとつ形づくられ、細胞が連なって組織となり、筋肉や臓器などが完成します。

近年では盛んに細胞の基質であるたんぱく質摂取の重要性が取り沙汰されています。それによってたんぱく質を意識した食事を多くの方がされています。

ただ、ビタミン・ミネラルなどの微量栄養素があまり重要視されていないのではないかと懸念しています。「女性は鉄不足だから補充したほうがいい」「ビタミンも必要だから、野菜も摂ったほうがいい」と局所的な情報は知られています。

しかし、生体内の反応を考えると、たんぱく質合成の仕事を調整・コントロールしているのはビタミン・ミネラルです。つまり、**たんぱく質や脂質が十分体内にあっても、ビタミン・ミネラル不足だと体はうまくつくられません。**

次に栄養の2つ目の役割を見ていきましょう。エネルギーの観点からもビタミン・ミネラルは重要です。

体内のエネルギー（ATP：アデノシン三リン酸）は、体を動かして活動することも含めて、私たちのあらゆる生命活動で使われています。三大栄養素の炭水化物、脂質、たんぱく質は、このATPの元になるものです。

人体ではこれらの栄養素をグルコース（ブドウ糖）にまで分解します。そして、細胞内のミトコンドリアという器官で酸素と反応させ、燃焼させることで、エネルギーとなるATPを生み出しています。

ここでもビタミン・ミネラルが登場します。ATPをつくり出すためには、ビタミンB群やマグネシウムなどのミネラルが不可欠です。三食しっかり摂って、睡眠も十分なのに、なんとなく体がだるい、疲れやすい、冷えるといった不調を感じた経験は誰しもあるでしょう。もしかしたら、三大栄養素は十分でも、ビタミン・ミネラルが不足していて、エネルギーがうまくつくられていないサインかもしれないのです。

体をつくるうえでも、エネルギーをつくるうえでも、ビタミン・ミネラルが重要な調整役として活躍しています。さらに栄養の3つ目の役割である、細胞を酸化ストレスから守り、その機能を整える働きをするために、ビタミン、ミネラルは欠かせない存在です。

調整役のビタミン・ミネラル（微量栄養素）は主役級

ビタミンとは「補酵素」という意味で、その名のとおり、栄養成分を代謝する際に酵素の働きをサポートすることが仕事です。ビタミンの種類によって役割は異なりますが、たとえば、ビタミンB群はエネルギー代謝に欠かせません。

他方、必須ミネラルはエネルギー代謝に関わるのはもちろん、ビタミン、ホルモン、酵素の働きを助けたり、体内のpHバランス（酸性・アルカリ性のバランス）を調整したりと重要な働きがたくさんあります。

必須ミネラル以外で新たに見つかったミネラルもあります。たとえば、髪や皮膚の形成、アルミニウムの排出などの作用があるケイ素、インスリン感受性を上げるなど糖質代謝に関わるバナジウム、精神安定や脳の健康に関わるリチウムなどは、体にとって重要でもどのくらい摂取するのが適切か、まだはっきりとわかっていません。


ミネラルは元素そのものであり、土壌や水から生物の中に取り込まれます。先述のとおり、人間は体の中でミネラルをつくることができないので、土壌のミネラルを取り込んだ植物や動物を食べることで間接的にミネラルを取り入れる必要があります。

ビタミンは元素同士が結合した分子構造をしています。酵素の働きによって結合・分解され、体内合成できるビタミンとできないビタミンがあります。

ビタミンもミネラルも直接、体をつくる材料やエネルギー源にはなりませんが、チームワークで細胞に働きかけます。たとえば、赤血球をつくるためには、基になる幹細胞を分裂させる酵素が必要です。この酵素が働くためには葉酸が、葉酸が働くためにはビタミンB12が必要です。赤血球の赤色は中に含まれるたんぱく質であるヘモグロビンの色素ですが、このヘモグロビンをつくるためには鉄が欠かせませんし、ここでも酵素とビタミンB6の助けが必要です。赤血球というたったひとつの細胞をつくるのにも、これだけ多くのビタミン・ミネラルが協力し合い、精巧にコントロールされています。

世の中には「たんぱく質を摂りなさい」「鉄を摂りなさい」「糖質を制限しなさい」など、さまざまな食事法が紹介されますが、多種多様な栄養素が満遍なく揃ってはじめて、体はうまく機能します。

「栄養素はバランスよく」とは言い尽くされた言葉のように聞こえますが、偏った食事は健康資産を長期的に増やすものではありません。私たちの体は何からできているか、それらがどのように作用して体やエネルギーになっているかを考えたときに、「これさえ食べればいい」という食品はないことに気がつくでしょう。

現代人はカロリーが十分でも栄養失調

今は飽食の時代です。三大栄養素すら不足していた時代においてビタミン・ミネラルは脇役でしたが、現代ではたんぱく質摂取に偏りがちで、もう少しビタミン・ミネラルがスポットライトを浴びてもいいと思っています。微量でも体全体に大きな影響をおよぼしているのがビタミン・ミネラルだからです。

ビタミン・ミネラルの体内バランスは多少崩れても、直ちに病気を発症するわけではないため不足には気づきにくいのですが、じわじわと体を蝕みます。初期症状としては、だるい、疲れやすい、頭が重い、イライラする、集中力の低下、肌荒れ、肩こり、体の冷えなどです。「病院に行くほどではないけれど、なんとなく不調」という状態から始まります。

これぐらいの不調は誰でもあると思われがちですが、体が悲鳴を上げているサインです。放置すれば肥満や動脈硬化、免疫力の低下につながり、やがて脳卒中や心臓病など命に関わる疾患を引き起こします。もちろん栄養は脳の健康にも深く関わるので、長期的に認知症の発症リスクを高めることにもつながるでしょう。

三食しっかり食べてカロリーを十分に摂っていても、体に栄養が足りていない、不調がある状態は**「現代型栄養失調」**の可能性があります。

【現代型栄養失調を招く要因①　糖質・脂質の摂りすぎ】

現代食（とくに外食）の特徴は糖質の摂取量が多くなりがちなことです。コンビニや宅食サービスを利用すれば、食べたいものが手軽に手に入ります。しかし、外食が多くなると、「1000円以内でお腹を満たせるもの」という発想になりがちで、カレーライス、丼もの、サンドウィッチ、ハンバーガーなど単一食になりがちです。栄養バランスに気をつけている人でもちょっとしたサイドメニューをつけるくらいでしょう。

反対に大きめのサラダボウルをメインにすれば今度は主食にパンかおにぎり1個でたんぱく質不足になってしまいます。いずれにしても、外食で栄養をしっかり満たすのはコストがかかります。

成人の1日の糖質摂取量は、やせたい人は150g、よく体を動かす人でも300gくらいまでが適正です。握り拳大のご飯の糖質量が約50g。カレーライスや丼ものの糖質量は100gを超えます。おかずにも糖質は含まれるので、ご飯大盛りにしておかずを食べれば、1食で150gを超えてしまいます。

菓子や清涼飲料水はもちろん、調味料にも隠れた糖質がたくさん使われているので、意識的にコントロールしなければ、多くの人は糖質が過剰になります。その結果余分なエネルギーが脂肪に蓄えられて肥満傾向に近づき、糖質を利用するためにインスリンというホルモンを分泌する膵臓《すいぞう》には負担がかかります。さらにこの状態が続けば血糖値の上昇を招き、本格的な糖尿病に至る可能性が高くなります。

ただ、糖尿病にならないためには糖質の摂取量を制限すればよいという単純な話にはなりません。日本人の米の消費量は減っているのに糖尿病は増えています。これには運動不足やマグネシウム不足などさまざま要因が考えられますが、**脂質の摂取量が増えたこと**も影響していると考えられています。臨床でも、糖質を制限しようとして代わりに肉を食べる割合が増え、脂肪を多く摂取しているというパターンは珍しくありません。

揚げ物の脂質や肉の動物性脂肪からアラキドン酸が増えることで血管の炎症を促進し、インスリン抵抗性（血糖値を下げる効率）が上昇し、糖尿病のリスクが高まってしまうのです。

糖尿病の真の原因は糖質摂取が多いことにあるのではなく、脂質摂取が増えたことなのではないかという意見もあるほどです。（＊3）

また、別の研究ではハンバーガー、フライドポテトと甘い飲料に代表されるような「高脂肪＋高果糖」の組み合わせが糖尿病のリスクを上げているとの指摘もあります。（＊4）

このような高脂肪の食事に偏れば、内臓脂肪が増えたり、尿酸値が上がったりと生活習慣病に近づくことは明らかです。やはり何かに偏らず糖質、脂質、たんぱく質のバランスを保つことが基本です。

【現代型栄養失調を招く要因②　たんぱく質の摂りすぎ】

糖質過剰のリスクはすでに広く知られています。糖質を控えめにしている人も多いでしょう。同時に、体をつくる基質であるたんぱく質や脂質が重要視されてきました。「糖質は抑えて、たんぱく質と脂質をたっぷり体に満たしてあげなさい」と、食が細くなりがちな高齢者にたんぱく質を推奨する食事法も紹介されています。

しかし、臨床をしていると、**たんぱく質の摂りすぎが検査数値を見ていても目立つのです。**

たんぱく質はアミノ酸がいくつも結合した複雑な立体構造をしています。消化の過程で酵素によってこの結合を断ち切り、アミノ酸単体または2〜3個結合した小さい分子になってはじめて吸収されます。糖が鎖状に連なる単純な構造をしている糖質に比べて、たんぱく質は消化・吸収されにくいという特徴があります。

必要以上にたんぱく質を摂りすぎると、消化・吸収しきれない余分なアミノ酸は腸管内に残り、腸内細菌によって分解されます。このとき、アミノ酸に含まれる窒素は、最終的に人体にとって有毒なアンモニアに変換されてしまいます。肉を多く食べたときに臭いの強いガスが出るのは、動物性たんぱく質を分解する腸内細菌によってこのアンモニアや硫化水素、スカトールなどの物質が発生するためです。

人体にはアンモニアを肝臓で無毒化し、尿素として腎臓から排出するシステムが備わっているものの、たんぱく質の摂りすぎは腸内環境を乱し、肝臓や腎臓にダメージを与えることになります。肝臓や腎臓は「沈黙の臓器」と言われ、多少弱っていても働いてくれるのですが、耐えきれなくなって症状を現したときにはかなり障害が進行してしまっていることが多いです。

【現代型栄養失調を招く要因　③ビタミン・ミネラルの不足と偏り】

野菜不足の食事であれば、ビタミン・ミネラル・食物繊維が不足しがちになるのは当然ですが、栄養バランスに配慮して野菜を食べていても、十分な栄養素を補うのが難しくなっているという現実があります。

なぜなら、土壌に含まれる栄養素そのものが減って、野菜のビタミン・ミネラルも減少しているからです。

土壌には、植物の養分吸収を助ける菌など1gあたり100〜1000万とも100〜1000億とも言われる多種多様な微生物が存在しています。これらの微生物は枯れ葉やミミズの糞など有機物を分解・発酵させて、土壌の中で栄養成分を保持しやすい状態にします。

この微生物が発酵させた「腐植」とミネラル（無機質）が混ざり合ってできるのが「土（腐植土）」です。(*5) 長い年月をかけた発酵の過程で窒素成分はアンモニア、硝酸となって植物に吸収され、土や水に含まれるミネラル（生物、鉱物から溶け出している）も根から吸収されます。

土壌の微生物によって大気中の窒素成分が土壌に固定されて植物が吸収できるようになり、有機物が合成されます。

微生物と植物のみが窒素から有機物を合成していた時代は自然の循環がうまく成り立っていましたが、近代に入り、化学肥料が大量に使われるようになると、微生物の多様性が失われて、土壌の質が劣化してきました。実際に、土壌に含まれる栄養素が減っていると指摘する報告が数多く見られます。

こうしたことから、最近は農業分野でも、化学肥料の使用を抑える代わりに微生物の力を利用する有機農法が再注目を浴びているようです。私たちが栄養バランスを考えるうえでも、「どんな土壌で生産されるかによって食材の栄養価は大きく違ってくる」という事実を知っておくほうがよいでしょう。

食材から補給できるビタミン・ミネラルが減っているうえ、日常生活でもビタミン・ミネラルが大量に失われる場面が多くあります。ストレスに晒されれば、それに対抗するホルモン（コルチゾール）をつくるために大量のビタミンCが使われ、亜鉛、マグネシウムなどが消費されます。アルコールを飲めば、分解のためにビタミンB群や亜鉛が使われます。このように、現代生活はビタミン・ミネラルの補給量に比べて消費量が大きいのです。

さらに、全体的なビタミン・ミネラルの不足だけでなく、どれかひとつのミネラルが過剰になることでバランスが崩れることも考えられます。たとえば、外食中心になると、どうしても塩分（ナトリウム）過多になりがちです。ナトリウムはカリウムと一緒に、お互いに拮抗しながら細胞の浸透圧を調整していますから、ナトリウムだけが過剰になると体内の水分バランスが崩れてしまいます。血圧も変動して高血圧を招き、心血管病のリスクを高めることはご存じの方も多いでしょう。

このように一緒になって重要な働きをするミネラル同士を「ブラザーミネラル」と呼びます。カルシウムとマグネシウム、銅と亜鉛もそのひとつです。また、ブラザーミネラルではありませんが、加工食品に多く添加されているリンが過剰になるとカルシウムの吸収を妨げます。ミネラル同士はそれぞれ影響し合い、微妙なバランスで働いています。

【現代型栄養失調を招く要因④　有害ミネラルの蓄積】

体内に蓄積した有害な物質の影響で、ほかの栄養素の吸収が妨げられることもあります。

大気も海も大地も、人間が使用する化学物質によって汚染されています。石炭や石油などの化石燃料が燃やされる際には有害金属が大気中に放出され、やがて雨となって海や大地に降り注ぎます。海の魚や海藻は環境汚染の影響を受け、生体内で有害金属が濃縮されます。それらを食べる食物連鎖の頂点にいる大型魚には水銀などが大量に蓄積されます。

農作物も同様です。土壌汚染の影響を受け、栽培に使われる農薬の残留分からヒ素やカドミウムを取り入れることになります。

また、日常で食べる加工食品にはリン酸化合物など多くの食品添加物が使われていますし、化粧品や日用品からも化学物質を吸収しています。一部の美白化粧品に水銀が使われ、健康被害や環境汚染をもたらす可能性があることは世界的に問題になっており、WHO（世界保健機関）も警鐘を鳴らしています。（＊6）

少し変わった研究ですが、高収入の人ほど血中のリン酸濃度が低かったという結果が出ています（次ページ図）。低収入な人ほど安価な加工食品で食事を賄っている結果、血中のリン酸濃度が高くなっているということが推測できます。

この研究は一例ですが、かねてから欧米では、低所得者層ほど栄養が偏り、肥

血中のリン酸濃度と年収の関係

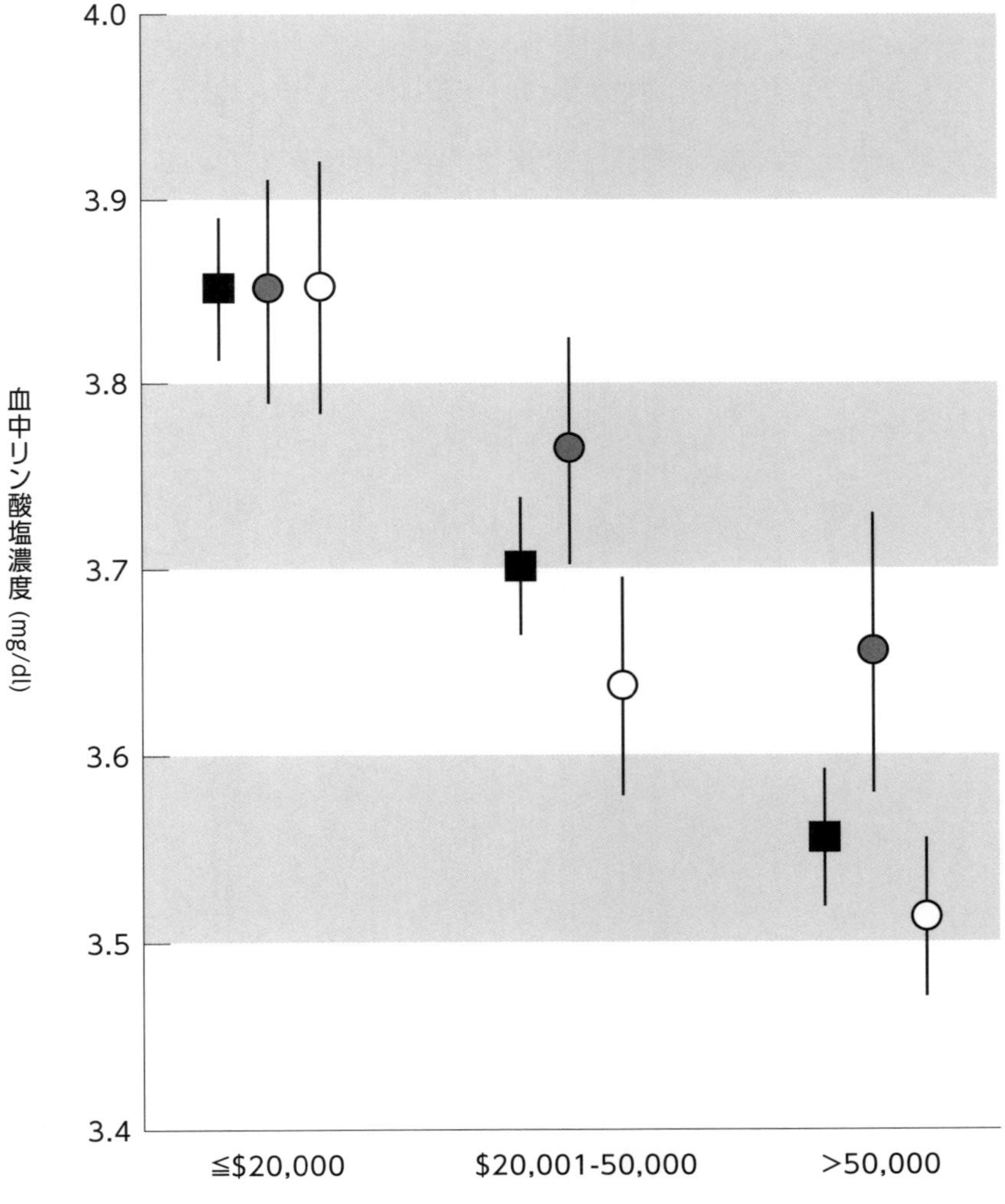

出典：J Am Soc Nephrol. 2010;21(11):1953-60.（*7）

有害金属17種類

アルミ、アンチモン、ヒ素、バリウム、ベリリウム、ビスマス、カドミウム、鉛、水銀、プラチナ、タリウム、トリウム、ウラン、ニッケル、銀、スズ、チタン

満や糖尿病が多いことなどが報告されていました。
日本でも平成30年の厚生労働省「国民健康・栄養調査」ではじめて所得格差と健康格差の相関関係(年収200万円未満と600万円以上の世帯を比較すると、バランスの取れた食事、歯の本数、糖尿病比率などに差がある)が指摘されました。(＊8)

現代生活において、こうした有害な物質の摂取をゼロにすることは不可能です。体では解毒機能も働いていますので、すぐに深刻な健康被害につながるわけではありませんが、長期的に蓄積し、限度を超えると悪影響をおよぼします。

体内のミネラルバランスや有害金属の蓄積は検

日本人の毛髪中有害金属（米国基準との比較）

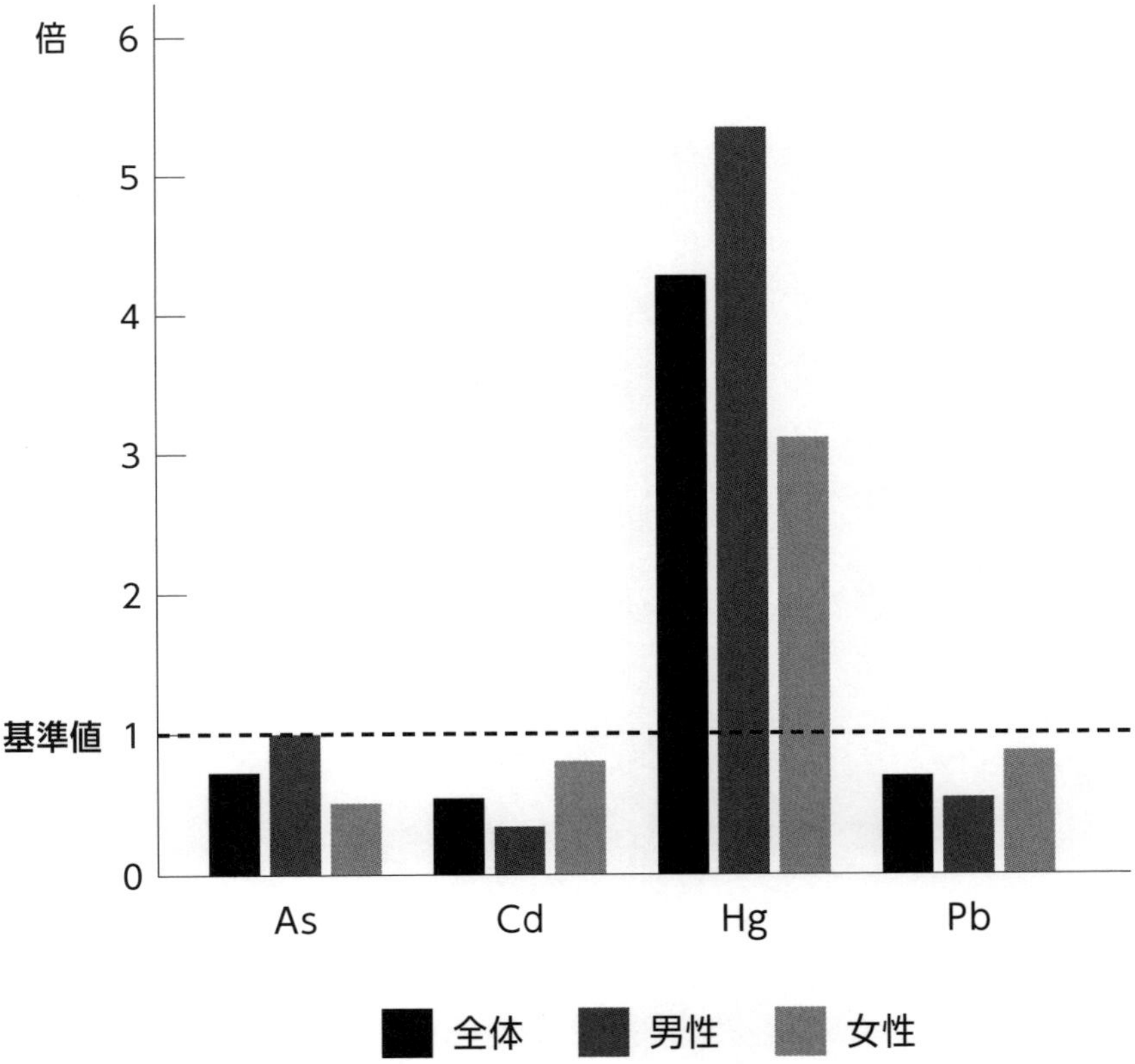

出典：満尾クリニック

査で知ることができます。

日本人の毛髪から検出されることが多い有害金属は、「水銀、鉛、カドミウム、ヒ素」です。当院の調べでは、男女ともに水銀は米国基準値を大きく上回ります。

水銀やカドミウムが多く蓄積していると亜鉛が効果を発揮しにくくなってしまうという具合に、有害金属が多くなるとほかの栄養素の吸収が妨げられてしまいます。やがて体に必要な酵素の働きが低下したり、活性酸素が増えたりして、老化を進める要因となります。

また、現代病のひとつ、アレルギーの増加にも有害金属が少なからず影響しているのではないかと考えられます。食品中のたんぱく質がニッケルなどの有害金属と結びつけば、食物アレルギーの要因（アレルゲン）となります。

たんぱく質自体は悪者ではないのですが、結びついた有害金属が邪魔をして、酵素で分解できなくなり、消化・吸収できないたんぱく質が増えてしまうのです。

とくに近年、じわじわと起こる「遅延型食物アレルギー」が増えており、よく食べている好物などが原因となる場合が多くあります。体に良いと聞いて特定の食品を毎日食べ続ける、旬の感覚が薄れ、年中好きなものをいくらでも食べられるといった現代人の食行動も関係していると思いますが、長期にわたって蓄積してきた結果、体内のバランスを崩すという点に注目すべきです。

老化を加速する要因に食事で対抗する

これまで健康リスクとなる現代型栄養失調について話をしてきました。残念ながら、栄養が足りていないと不健康になるだけでなく、体内の老化も進んでしまいます。
アンチエイジングという言葉はなんとなく美容や若返りのイメージをもたれていますが、わたしの専門であるアンチエイジング医学は、「老いとは病気である」という観点から、老化を進行する要素を取り除くことで健康づくりをめざすものです。

具体的に述べると**酸化（体の錆び）**、**糖化（体の焦げ）**、**ホルモン分泌の変化**によって体は老いていきます。現代型栄養失調は、これらの体内変化を加速することにもつながります。

①酸化

酸化とは、いわば「体の錆び」です。鉄や銅を長期間、外に置いておくと、酸素と反応してボロボロになってしまいます。それと似たような現象が体内でも起こっているのです。

体は食べ物から取り込んだ栄養素と、呼吸によって取り込んだ酸素とを燃焼させてミトコンドリアでATPをつくり出します。このエネルギーをつくるときにどうしても構造上不安定になって過剰に活性化してしまう酸素が発生します。これが活性酸素です。

活性酸素は構造が不安定なので自らを安定させるためにほかの分子から電子を引き抜き、結合しようとします。その結果、細胞が傷つきます。これがさまざまな老化現象につながります。

活性酸素は、喫煙やお酒の飲みすぎ、紫外線、激しい運動、ストレスなどエネルギーを多く消耗する行動によって大量発生してしまいます。食事の食べすぎも消化・吸収に多くのエネルギーを必要とするので、活性酸素が増えます。

体内には活性酸素の毒性を低くする「錆止め」となる酵素（ＳＯＤ：スーパーオキシドディスムターゼ）が備わっています。

この酵素は加齢とともに減りますが、さらに酸化に対抗する栄養素（＝抗酸化物質）もあります。ベータカロテン、ビタミンC、E、ポリフェノールといったものです。これらは外部から取り入れるものですが、防衛軍のように多層構造で体を守っています。

つまり、**酵素（ＳＯＤ）をつくるために必要なたんぱく質とミネラル（亜鉛、銅、マンガン）を十分に摂取すること、抗酸化物質を積極的に取り入れること**が、酸化に対抗する方法になります。

②糖化

糖化とは「体の焦げ」のことです。細胞内のたんぱく質が糖と結合することで起こります。このときＡＧＥｓ（Advanced Glycation End Products: 終末糖化産物）と呼ばれる物質がたくさん産生されます。

焼き菓子や揚げ物などを高温で調理するとき、茶色い焦げ目がつきますが、これは卵のたんぱく質と小麦粉の糖質が結びつき、熱で乾燥されることでＡＧＥ ｓが発生しているのです。高熱で加熱すると焦げがついておいしいのですが、そのぶんＡＧＥｓもたくさん発生させています。ＡＧＥｓは分解したり排泄することが十分にできないため、体内に蓄積してしまいます。やがて細胞の炎症を引き起こし、これが老化につながります。皮膚のコラーゲンもたんぱく質ですから、糖化すれば弾力がなくなって黄色くくすんだり、ＡＧＥｓが蓄積した部分は茶色いシミになって現れます。

ＡＧＥｓを完全になくすことはできませんが、糖質を控えめにして余分な結合を防ぐ、ＡＧＥｓを多く含む食品（茶色く焦げたような食品、清涼飲料水の異性化糖など）をなるべく避けるといったことで、できるだけ体内のＡＧＥｓを増やさないようにすることが可能です。

また、ビタミンやミネラルが体に満ちていればホメオスタシス（恒常性：外界の変化に関わらず、体の状態を一定に保つ働き）が保たれて耐性ができるのでＡＧＥｓができにくくなります。

③ホルモン分泌の変化

体内では睡眠ホルモンと呼ばれるメラトニン、幸せホルモンと呼ばれるセロトニンなど、多種多様なホルモンが互いに関与し合って働いています。**ホルモン**とは、体のさまざまな働きを調節する情報伝達物質の総称でさまざまな栄養素からつくられています。栄養バランスの偏りやストレスなどによって、ホルモン分泌のバランスが崩れ、これも不調や老化を加速する要因になっています。たとえば、亜鉛が不足すると細胞分裂がうまくいかなくなってホルモン分泌も低下します。亜鉛不足になると、男性機能が落ちるというのはこれが理由です。

細胞分裂自体もエネルギーを要します。前述したとおり、ビタミンB群はチームプレーのようにたんぱく質、脂質をエネルギーに変換します。ビタミンが不足すると細胞分裂に必要なエネルギーも足りなくなります。

ホルモン分泌はストレスの影響によっても変化します。ストレスを受けると、体はコルチゾール（ストレスホルモン）を分泌し、これによって過剰なストレスから心身を守ることができるのですが、コルチゾールはコレステロールからつくられるため、同じコレステロールを原料とする性ホルモンなどが材料不足に陥ってしまうのです。

現代人はストレスによって、とくに男性ホルモンの低下が進みやすいとも言われていますので、この問題に積極的に対策を講じることが若さを維持することにつながるでしょう。

ホルモン分泌の変化に対しては、ストレスにうまく対処する、ビタミンをしっかり摂ることです。

酸化、糖化、ホルモン分泌の変化、これら3つの体内変化に大きく影響するのが食事です。高齢になっても若々しく元気でいられるか、実年齢以上に老けてしまうか、その差をつくっているのは食事であり、「どんな食事を、どのくらい、どの程度積み重ねてきたか」に左右されます。

名医が実践する「老いない」食事のルール

ルール1　空腹を感じてから食べる

それではアンチエイジング医学の観点からどのような食事をすればいいかを説明しましょう。私自身が実践している食事ルールでもあります。

まず「3食規則正しく食べなければならない」という思い込みを外しましょう。食事の時間だからお腹が空いていなくても食べるという食べ方をしていませんか？

食べることとは本能ですから、お腹が空いていなくても不思議と食べられてしまうものです。しかし、それでは使いきれないエネルギーを不要な脂肪として溜め込むことになります。そもそも**お腹が空いていなければ食べないことを前提としましょう。**

空腹でいると、栄養が届かなくなった細胞が「オートファジー（自食）」と呼ばれる大掃除を始めます。これによって古くなった酵素や不要なたんぱく質などを分解し、細胞の機能が保たれます。間食を繰り返して、つねにお腹が満たされていると、こうした大事な生命維持機能は妨げられてしまいます。

また、空腹時には胃からグレリン、満腹時には脂肪細胞からレプチンというホルモンが分泌されます。この2つのホルモンがシーソーのようにバランスをとって食欲をコントロールしているのですが、空腹感を感じないと、結果としてこのホルモンバランスが乱れ、食べているわりには満腹感を得られなくなります。その結果、食べすぎるという悪循環を招きます。

体のシステムから言って空腹に勝る調味料はありません。空腹の時間を感じにくくなっている飽食の時代には、むしろ食べていない時間を意識的に確保し、胃腸や肝臓のリカバリーにつなげましょう。年齢を重ねるほど消化力は落ちるので、高齢の方はとくに「お腹が空いていなければ1食を抜いたり、軽めの食事にする」という幅をもってください。もちろん個人差はありますが、現代では飢えよりも過食が健康に悪影響をおよぼしている場合が多いのです。

ルール2

「一汁二〜三菜」の和食スタイルが基本

世界中の最先端の医学研究による検証を見ているうちに、「和食がもっとも栄養バランスに優れ、健康長寿を実現する食事スタイルだ」と気づかされました。和食は「一汁三菜」と呼ばれる伝統的な形式のなかで、旬を意識した食べ方を伝えてきました。忙しい現代人には「一汁二菜」でもよいと思いますが、汁物、主食、主菜、副菜のなかで栄養価の高い旬の食材を組み合わせることを基本とすれば、栄養バランスから見ても、たんぱく質・脂質・炭水化物とビタミン・ミネラル・食物繊維を満遍なく摂りやすくなります。

和食に使われる食材を見ると、魚介の種類が豊富なため、良質なたんぱく質と脂質が摂れます。動物性脂肪は少なめです。野菜やきのこ、海藻類も豊富で、ビタミン、ミネラルだけでなく食物繊維やポリフェノール類も多く摂取できます。粘り気のある芋類を食べることでＤＨＥＡ（デヒドロエピアンドロステロン）を増やすことができます。

そして、何と言っても発酵食品の種類の多さが和食の特長です。味噌、醤油、漬物、納豆などの伝統的な発酵食品には酵母や麹菌などが多く含まれていて、腸内細菌の働きを助け、健康維持に貢献してくれます。

ルール3　多種類のビタミン・ミネラルを摂る

現代食で不足しがちなビタミン・ミネラルをなるべく多種類、摂取できるように心がけてください。とくにミネラルは人体ではつくれないため、食品から意識的に摂取しなければすぐに不足してしまいます。

ビタミン・ミネラルの宝庫である野菜は1日に4色以上、献立で摂れるようにします。

一方、糖質の摂りすぎは酸化、糖化を促進しますし、糖質の代謝のためにビタミンB群やミネラルを消費してしまいます。とくに夕食は主食の米を少なく、お酒を飲むときは主食を抜くなど工夫して糖質量をコントロールしています。米には食物繊維やミネラルも含まれていますので、過剰な糖質制限はしません。

ルール4　「一物全体食」を心がける

幕末の軍医、石塚左玄《さげん》が「一つの食品は丸ごと全体を食べることで陰陽のバランスがとれる」と提唱したと言われています。一物全体は仏教用語ですが、中国の薬膳の考え方も影響しているようです。魚なら頭から尾、はらわたまで出汁として利用する、米は精製されていない玄米を、野菜なら皮も捨てずに全体を食べるのが健康によい食べ方だということです。

対照的に、現代では口にする食材のほとんどが部分食です。魚は刺身や切り身、米や白米、野菜は皮や葉を捨ててしまうことが多いのではないでしょうか。米は精製時に取り除かれてしまう胚芽と表皮にビタミンやミネラルを含み、野菜も皮や茎、葉に多くのビタミン、ミネラル、ファイトケミカル（抗酸化成分）

や食物繊維が含まれています。

ひとつの生命体が生きるということ自体、さまざまな栄養素が働いているわけです。人間はその生命力を丸ごといただくのがよいという考え方は納得できます。

わたしはできるだけビタミン・ミネラルの偏りを小さくするために、無理なくできる範囲で一物全体食を心がけるようにしています。小アジやイワシ、煮干し、しらすなど丸ごと食べられる小魚をなるべく食卓にのせ、玄米は農薬をできるだけ使わない質の良いものを選びます。

大家族で色々な食材を取り分けて食べていた時代は野菜も丸ごと使い切るのが当たり前でしたが、単身者や夫婦二人だけの家庭で白菜や大根を丸ごと使い切るのはかなり大変です。

完全に「一物全体食」にするのは無理ですから、「加工によってビタミンが損なわれることはわかっているけど、今日は千切りのパックに頼ろう。でも次回はできるだけ丸ごと買うようにしよう」「できるだけ小魚を選ぼう」など、折り合いをつけながら、自分にできる範囲で工夫していきましょう。

ルール5　主菜は「魚＞鶏＞豚＞牛」

「たんぱく質＝肉」と考えている人が少なくないようですが、わたしの場合、たんぱく源となる主菜は**魚介類**をメインに考えます。魚離れが進んでいる現代では、意識的に週3～4日は魚を食べてもらいたいです。

魚はたんぱく源としてだけでなく、脂にオメガ3脂肪酸（ＥＰＡ：エイコサペンタエン酸・ＤＨＡ：ドコサヘキサエン酸）という不飽和脂肪酸が含まれています。ＥＰＡは体内の炎症を抑える脂肪酸の筆頭に挙げられ、ＤＨＡは学習・記憶など脳の健康に欠かせない脂肪酸です。また、ほとんどの日本人に不足しているビタミンＤも鮭や青魚に多く含まれています。

一方、肉食に偏るとアラキドン酸（オメガ6脂肪酸のひとつ）が増え、体内の炎症が促進されるリスクが高まります。体内のコレステロールが炎症によって酸化されると動脈硬化を促進しますし、炎症によって脳細胞の代謝が阻害され、免疫機能にも影響をおよぼすなど、全身のあらゆる機能低下は炎症がベースにあると言っても過言ではありません。オメガ6脂肪酸自体は健康維持に大切な成分ですが、過剰になって体内に慢性的な炎症が広がってしまうと、さまざまな不調や病気につながります。

もちろん、「肉は一切禁止！」ではなく、量と頻度のメリハリを考えてください。肉を食べる場合は、飼養の過程で抗生物質やホルモン剤が使われていることも考慮して、飼養期間が短い順に**鶏→豚→牛**の優先順位で考えます。たんぱく質は消化に負担がかかるものですから、消化しやすさも考えて、「週の半分は魚、残りは鶏肉、卵、豆を食べ、豚肉や牛肉は月に一度くらい品質のよいものを楽しむ」というのがいいと思います。

ルール6　発酵食品と食物繊維を積極的に摂る

食事は十分な消化・吸収がされなければ体の栄養となりません。また、不要な老廃物をスムーズに排泄できるかも重要です。消化・吸収・排泄に深く関わるのが腸内環境です。**発酵食品と食物繊維**を積極的に摂ることによって腸内環境をよくすることができます。

発酵食品は、乳酸菌や麹菌など人体に有益な微生物の力を活かした食品です。日本では古くから麹菌を発酵醸造に活かしてきた文化があり、味噌、醤油、甘酒、日本酒、鰹節にも麹菌の一種が使われています。発酵食品は、それ自体が菌の棲家になりますが、ほとんどの菌は消化の過程で死んでしまうため、生きて腸まで届くことは稀です。ただし、発酵の過程で微生物が繁殖する際につくり出す酵素などの栄養素が含まれるので、これが食べ物の分解・吸収をサポートしたり、腸内細菌のエサになってその働きを助けます。

食物繊維は「食べる整腸剤」のようなもので、腸内細菌のエサや住処となり、便通をスムーズにして有害物質の排泄を促し、腸内環境を整えるのにも役立ちます。食物繊維が腸内環境を整えることで、さまざまなビタミンがつくり出されることもわかっています。穀類、豆類、野菜、海藻、きのこに食物繊維は豊富に含まれます。水溶性食物繊維と不溶性食物繊維があり、どちらもバランスよく摂取することが大切です。

わたしは、できるだけ色々なものを食すのがよいと思っていますが、1杯の味噌汁と1パックの納豆は毎日欠かさず食べています。味噌汁には野菜や海藻など毎日違う具材を入れれば、食物繊維も摂れます。

朝食②

シンプルで飽きがこない和定食

ごはん、味噌汁、塩鮭、おひたし

材料（2人分）

ほうれん草……1/2束
だし（あれば）……50ml
醤油……小さじ1
かつおぶし……1g

1 ほうれん草を塩を入れた湯で下茹でする。冷水にとって粗熱がとれたら、水気を絞り4cm長さに切る。

2 器にほうれん草を盛り、だしと醤油をかけて最後にかつおぶしをかける。

ルール7

調理法は「焼く・揚げる」より「煮る・茹でる・蒸す」

糖化の原因となるＡＧＥｓの話をしました。アンチエイジング医学では最強の老化促進物質と言われるほど、注意したい物質です。

高温で調理された揚げ物や焼き物の茶色い焦げにはＡＧＥｓがたくさん含まれています。ＡＧＥｓをなるべく取り入れないように、**調理法は「焼く・揚げる」よりも「煮る・茹でる・蒸す」を優先的に考えます。**当然ながら、加熱されていない「生」の食材であればＡＧＥｓのリスクは最も低くなります。

また、加熱したたんぱく質は消化しづらい特徴があるので、高齢になって消化力が衰えるほど揚げ物は体に負担がかかります。ただし、生食だと魚なら寄生虫のリスク、野菜なら体を冷やすリスクがあります。

「茹でる」と水溶性のビタミンは水に溶け出して失われます。「煮る」も同様ですが、煮汁ごと食べられる調理なら溶け出したビタミンを摂ることができます。

蒸し料理は、ほかの調理法と比べて栄養素が失われにくい特徴があります。とくにビタミンＣやＢ群のほうな水溶性ビタミンは、煮るときに水に溶け出すことが多いのですが、蒸すことでこの損失を最小限に抑えることができます。

第2章
名医の食卓レシピ

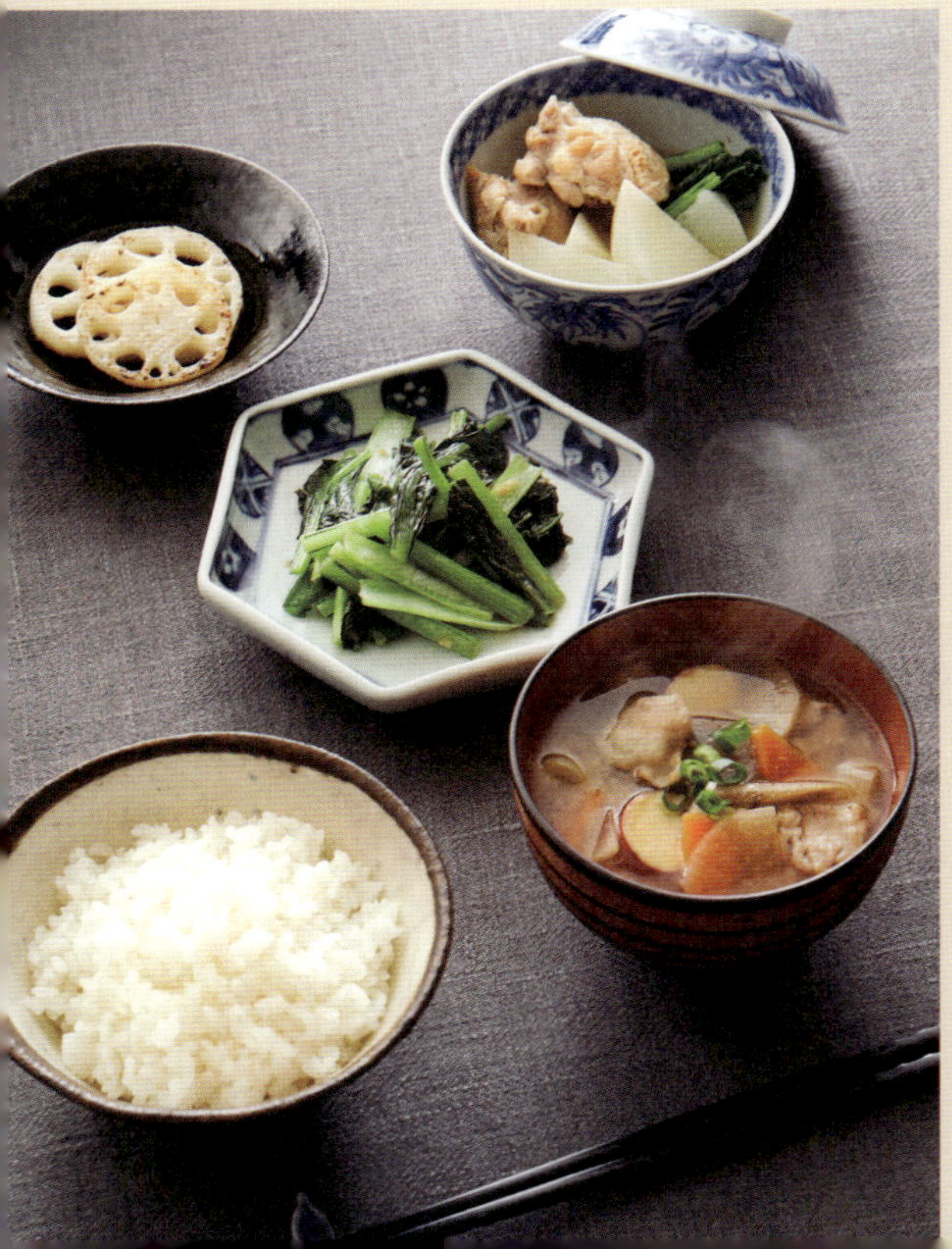

健康な食事をシンプルに手軽でおいしくつくる

北海道大学医学部に通うため、一人暮らしで自炊を始めてから、家族持ちとなった現在でも、仕事のない休日には料理をすることが多いです。

旬のものを、栄養バランスよく、できるだけ一物全体食でいただく。そのための献立は一汁二〜三菜が基本です。とくに不足しがちなビタミン、ミネラルは意識して取り入れましょう。

こうして項目を挙げていくと気にするべきことが多くあるように思えるかもしれません。しかし、わたしは、できるだけ手間暇かけずに健康でおいしい食事を求めます。多くの調味料を必要とせず、工程もほとんど蒸すだけ、煮るだけ、炒めるだけです。醤油、味噌、塩など和の味だけでは飽きがきてしまう人は、カレー粉、ガーリック、鶏がらスープ、オイスターソース、五香粉など、お好みに合わせてアレンジしてみてください。

反対に添加物の多い調味料(ケチャップ、ソース、マヨネーズ、ドレッシング、焼き肉のタレ、その他加工されたもの)はほとんど使いません。週の半分は魚で、お肉の日はもっぱら鶏肉です。牛肉や豚肉を欲することはあまりなく、小麦製品を口にする機会も少なめです。揚げ物は手間がかかるうえに体を酸化させますし、焼くなら炒めるだけの調理ですむ料理を選びます。

ストイックに健康食を追求しなくても、体にいい食事は何かを考えると、できるだけ加工しない、素材そのものを味わえるシンプルな料理こそが正解だと気づくでしょう。そうした食事を続けていくと、自然と不健康なものは食生活からなくなっていきます。もちろん、過度に気にしすぎてストレスの種になってしまうのは本末転倒です。好きなものを食べる楽しみも許容しながら、1日の献立で栄養バランスを整えていけるように健康づくりのアイデアとして本レシピを参考にしてください。

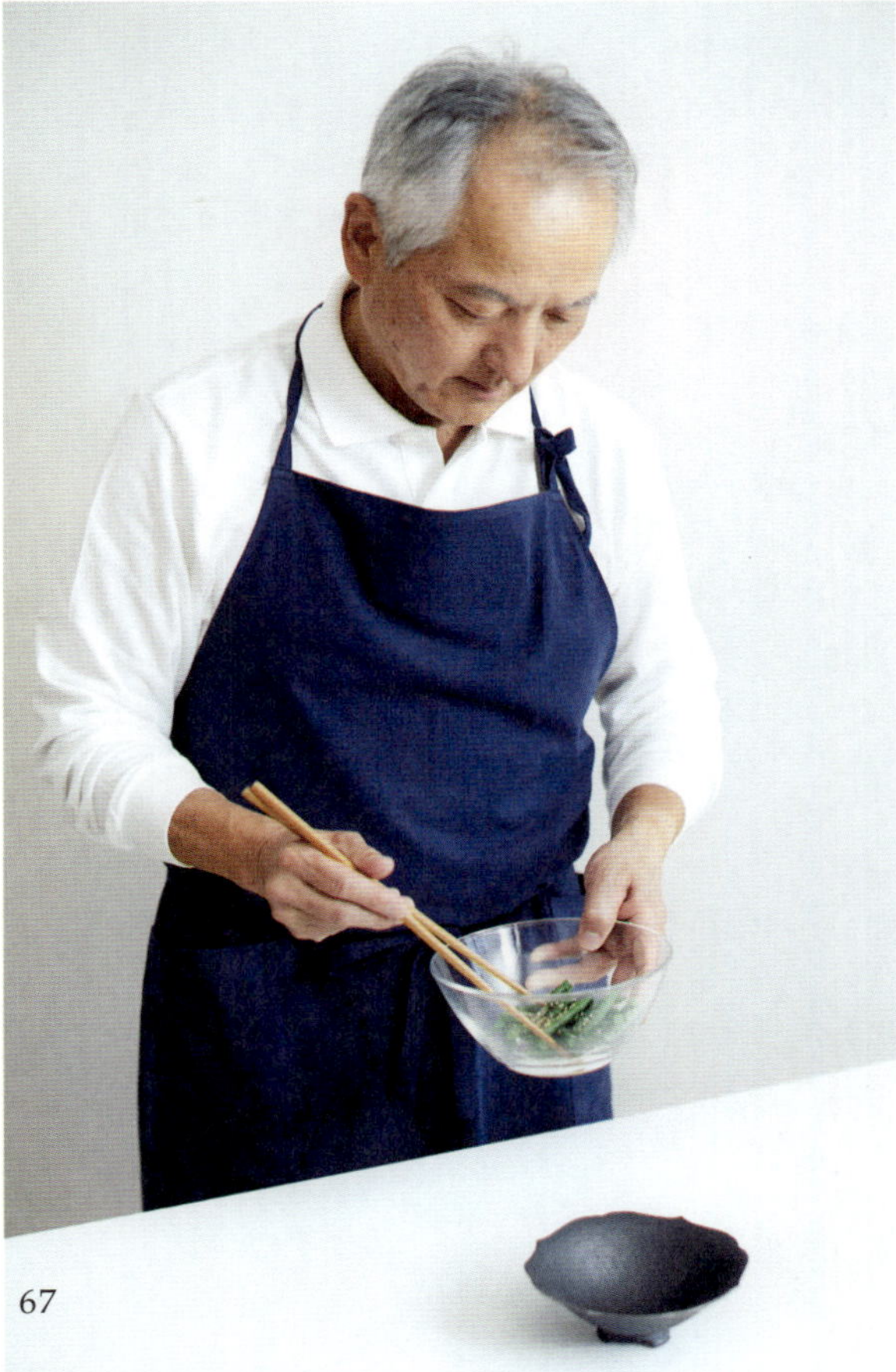

積極的に食べたい食材

魚介類	週3〜4日は魚料理を食べましょう。青魚にはオメガ3脂肪酸のEPA・DHAが豊富です。丸ごと食べられる小アジ、イワシ、シシャモのような小型の魚を優先的に選びましょう。
1日4色以上の野菜	赤・黄・橙・緑・紫・黒・白の7色のうち毎日4色以上の野菜を摂りましょう。ビタミン・ミネラル・食物繊維の宝庫である野菜は、酸化や炎症を防ぐファイトケミカルも豊富に含みます。
緑の濃い野菜	ほうれん草、小松菜、春菊、ケール、ブロッコリー、ゴーヤなど、緑の濃い野菜はマグネシウムを多く含みます。マグネシウムは全身に関わる重要な栄養素でありながら、ストレス過多の現代社会では不足しがちです。
粘り気のある芋類	自然薯、長芋、里芋、大和芋、菊芋、ヤムイモ、京芋、タロ芋といった芋類は若返りホルモンと呼ばれるDHEAを増やすことができます。漢方薬に使われるほど滋養強壮作用のある健康食材です。
海藻類	ミネラル豊富な海藻類は水に溶けるとゲル状になって消化をゆっくりにして吸収を助けます。腸内環境を整えるために役立ちます。ただし、過剰摂取は反対に健康を害すリスクがあるため、食べすぎには注意しましょう。
きのこ	野菜よりも食物繊維の量が群を抜いて多く、血糖値の急激な上昇を防ぐほか、腸内細菌の餌にもなります。キクラゲ、霊芝、しいたけ、まいたけ、ヒラタケ、エリンギ、しめじ、なめこなど種類も豊富なので上手に取り入れましょう。
納豆	「スーパーフード」である納豆を毎日1パック食べましょう。味噌、醤油、酢、かつお節といった発酵食品も多様な腸内細菌叢をつくります。
デトックスに役立つ食材	ニンニク、しょうが、玉ねぎ、卵、そしてブロッコリー、菜の花、大根、わさびなどは硫黄を含む解毒食材です。抗酸化力を高めることにもつながりますが、大量に摂取してもデトックス効果が高まるわけではありません。

食べすぎに気をつけたい食材

白い主食・隠れ糖質	白米、精製された小麦粉でできた白いパン、うどんなどの白い主食。市販の甘い清涼飲料水、スポーツドリンク、野菜ジュースはもちろん、さつまいもやかぼちゃ、果物も摂りすぎは注意が必要です。
哺乳動物の肉	消化しにくく、アラキドン酸過剰により炎症のリスクもある豚、牛などの赤身肉は摂りすぎないようにしましょう。乳製品も同様です。
大豆	健康食品のイメージがありますが、過剰摂取は消化に負担がかかります。味噌や納豆などなるべく発酵された状態で取り入れることを心がけたいものです。
加工食品（食品添加物）	ウインナー、ハム、明太子などの加工食品を気にせず食べているとリン過剰になります。化粧品やシャンプーにもリンが含まれ、日常的に皮膚から吸収しているため、リンの摂取は極力抑えるべきです。
有害金属を多く含む大型魚	マグロ、カツオ、メカジキなど大型魚は水銀を多く含みます。海の食物連鎖の頂点にいる大型魚は避けたほうがいいでしょう。
農薬を使った食材	できるだけ食材の質にはこだわってほしいですが、無農薬野菜が簡単に手に入る環境でもないかぎり、農薬を完全になくすことはできません。なかでも玄米とワインには注意が必要で、農薬リスクを考えればなるべく避けたい食材です。

食材は旬にこだわる

食材選びには、「旬」を意識しましょう。夏野菜は体を冷やし、冬の野菜は温めます。季節に合わない野菜を食べすぎると健康を害します。「初ものを食べると長生きする」は理にかなっています。旬のおいしさを味わいましょう。

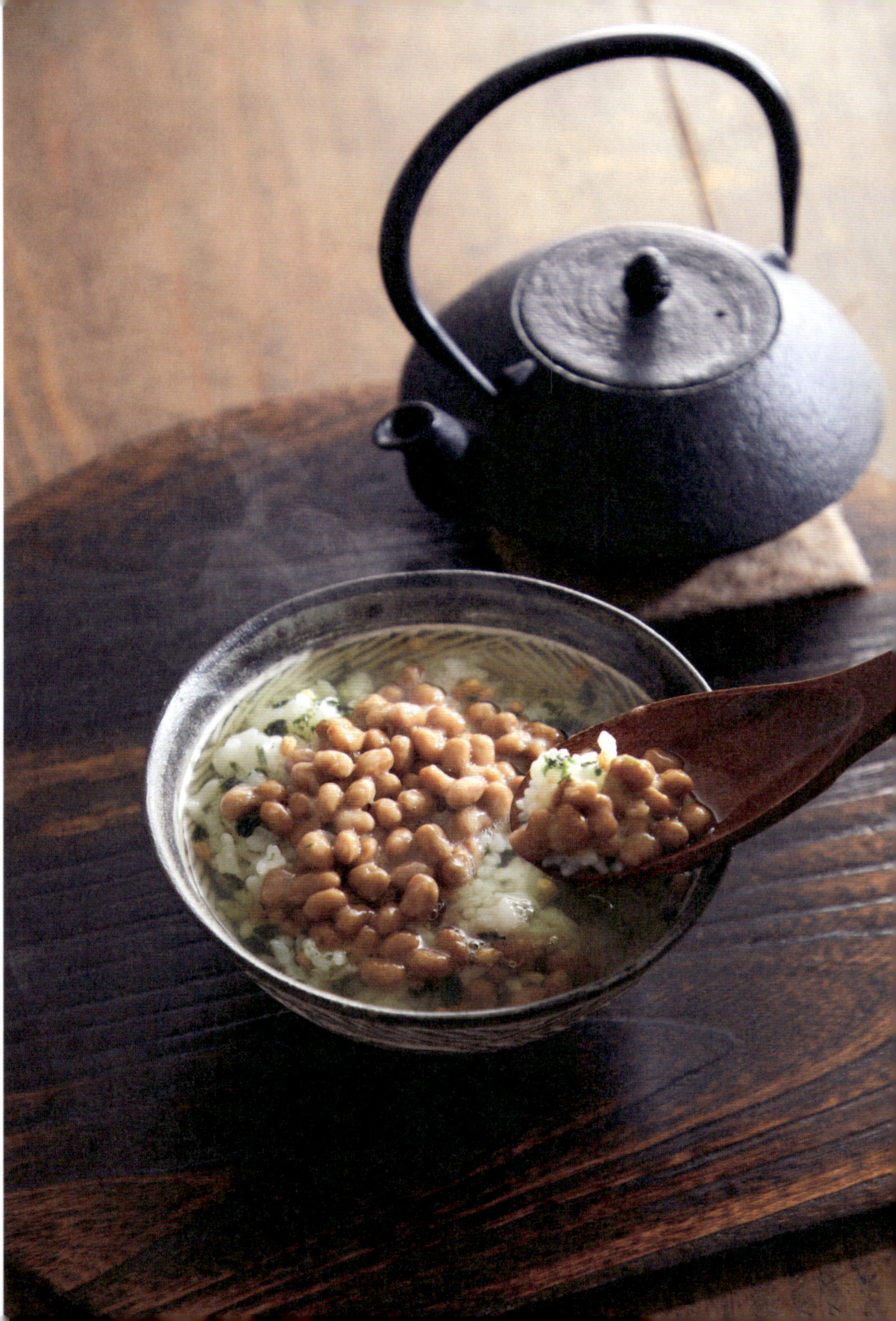

朝食 ①

ビタミンKもチャージできる最強食材

納豆茶漬け

材料（1人分）

ごはん……1膳分
納豆……1パック
お茶漬け海苔……1パック

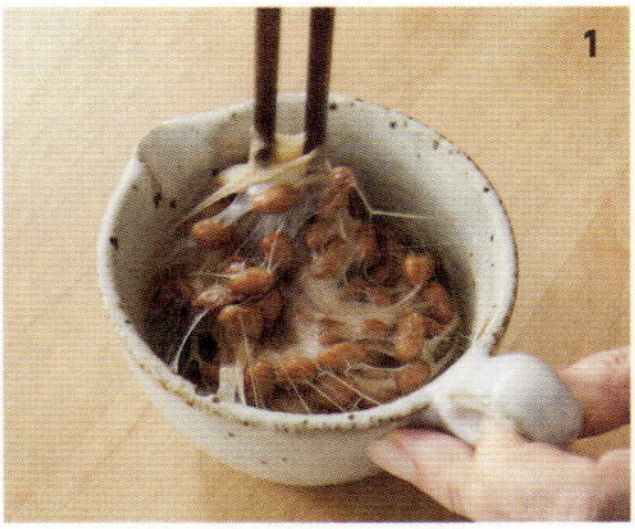

1 納豆は醤油やタレを加えず、しっかりと糸を引いてふんわりとするまでぐるぐるとかき混ぜる。

2 器にごはんをよそい、**1**を盛って上からお茶漬け海苔をかける。好みで湯または煎茶をかける。

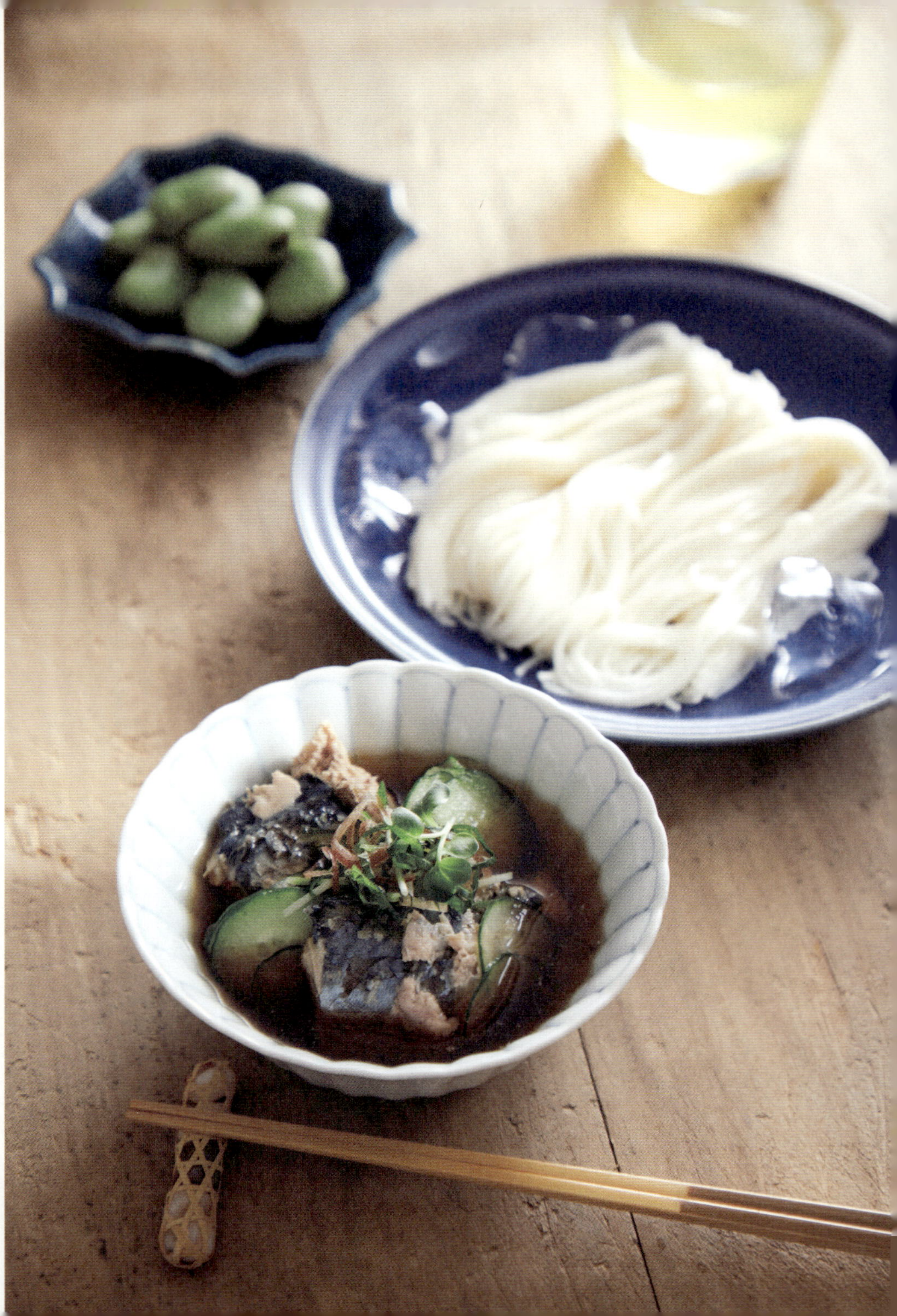

昼食①

時間がなくても
お手軽に
たんぱく質摂取

サバ缶そうめん

材料(2人分)

サバ水煮缶……1缶
そうめんつゆ……適量
きゅうり……1/2本
しそ……2枚
ねぎ……2本
みょうが……1個
そうめん……4束

1 きゅうりを薄切りにする。しそは千切り、ねぎは小口切り、みょうがは薄切りにして混ぜ合わせる。

2 そうめんつゆにサバ水煮缶、きゅうりを適量盛る。

3 そうめんを茹で、冷水で締めて器に盛る。

4 薬味をたっぷり添える。

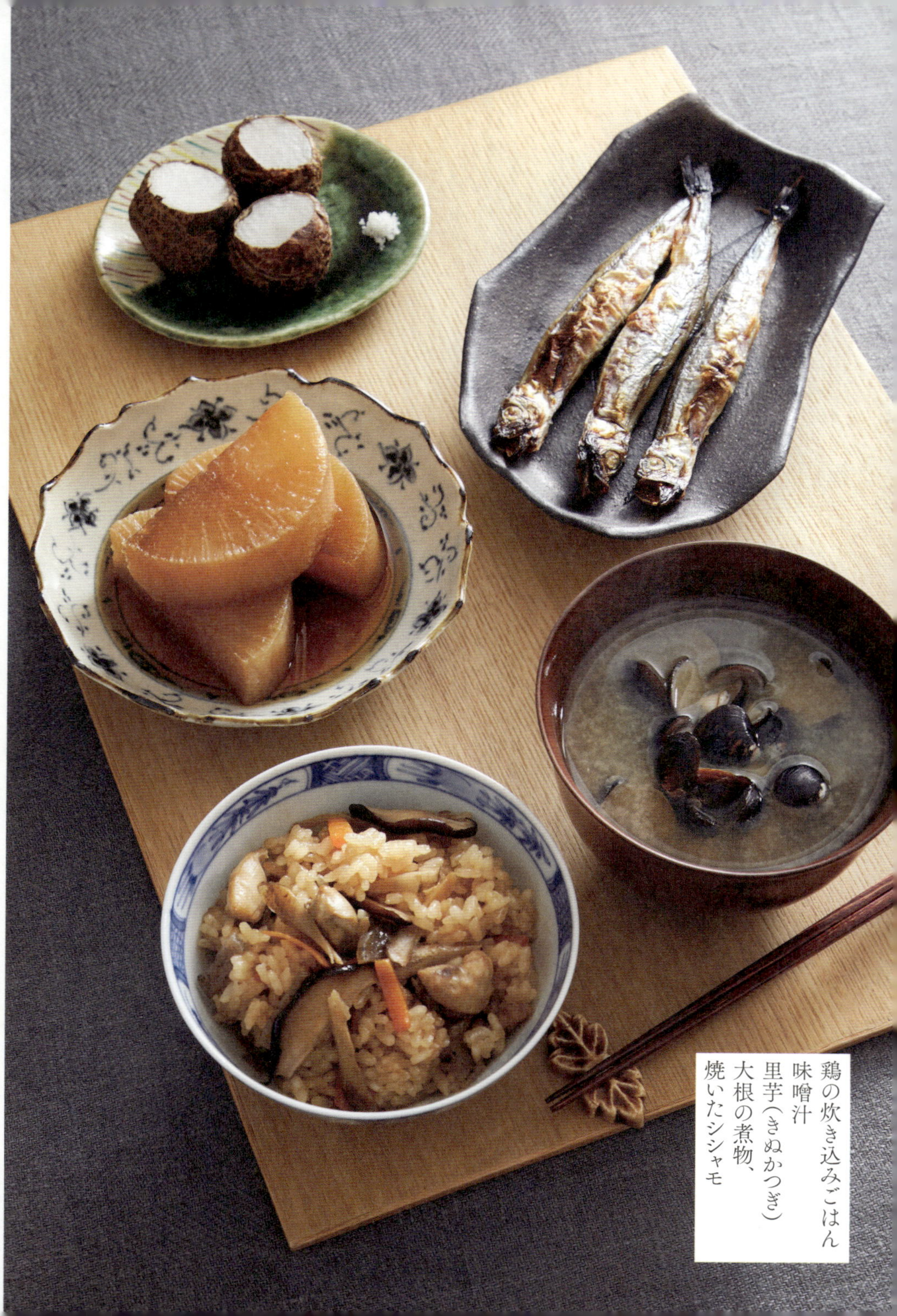

鶏の炊き込みごはん
味噌汁
里芋（きぬかつぎ）
大根の煮物、
焼いたシシャモ

夕食①

最高の健康長寿食こそ和食

鶏の炊き込みごはん

材料（作りやすい量　3〜4人分）

米……2合
鶏もも肉……100g
ごぼう……1/4本
にんじん……1/4本
こんにゃく……1/4枚
しいたけ……2個
だし……300ml
A　醤油……大さじ2
　　みりん……大さじ2

1 米は研いで浸水させる。

2 鶏もも肉を1cm角に切り、Aをかけておく。ごぼうはささがき、にんじんとこんにゃくは小さめの短冊切り、しいたけは薄切りにする。

3 米を炊飯器に入れてだしを入れ、鶏肉を調味料ごと入れる。残りの野菜ものせ、普通に炊く。

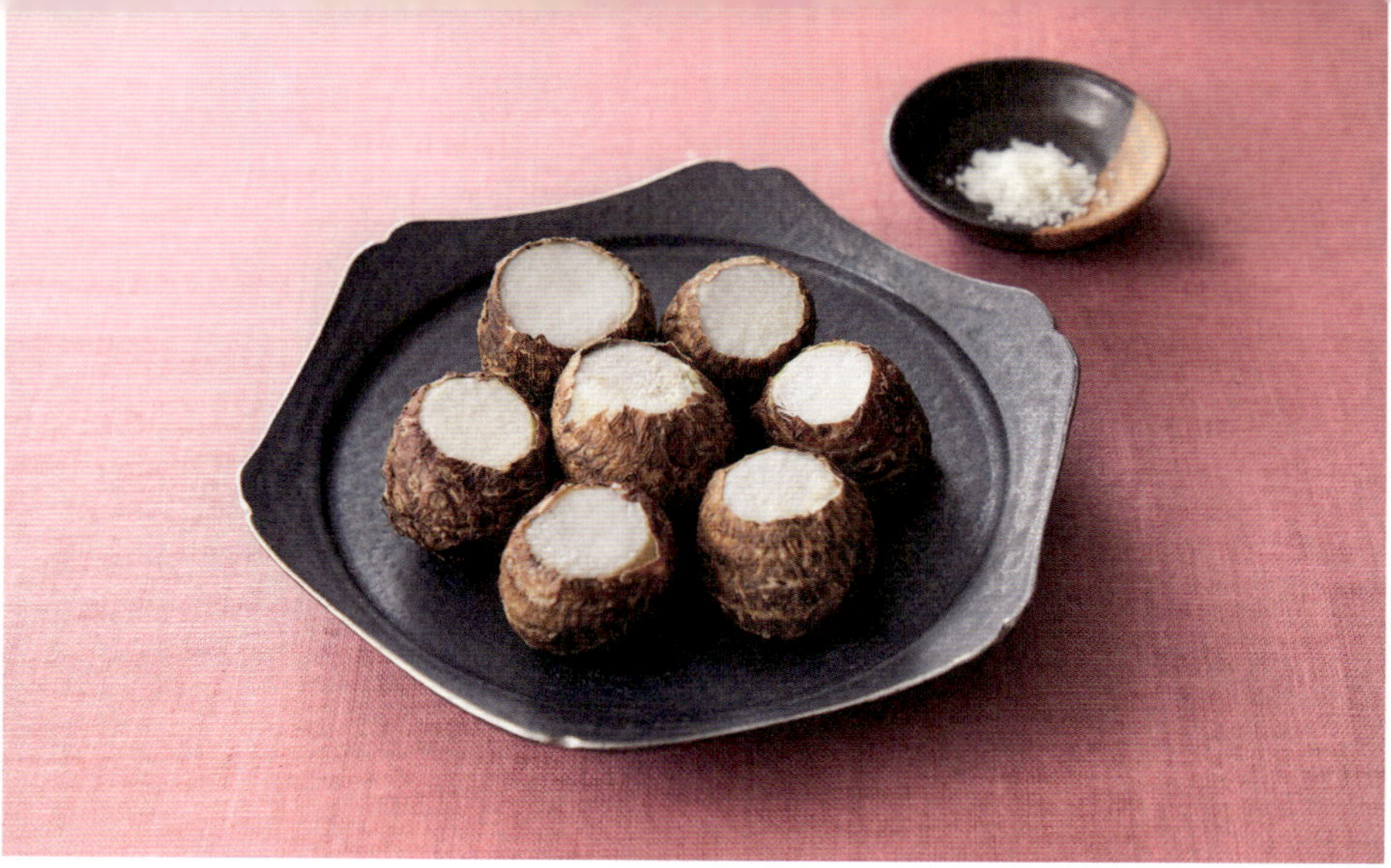

里芋でDHEAを増やして活力アップ

きぬかつぎ

材料（2人分）

里芋（小さめのもの）・・・・・・7〜8個

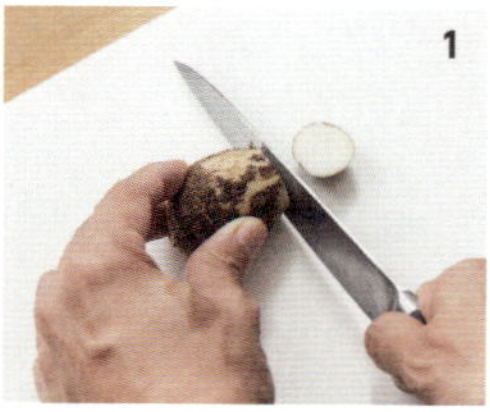

1 里芋を洗い、上の1/5ほどを切り落とす。

2 蒸し器で20分ほど、竹串がすっと入る柔らかさになるまで蒸す。

3 塩を添える。

※満尾先生は圧力鍋を愛用。圧力鍋を使う場合には、小さい芋なら3分を目安に圧力をかけ、自然に圧力が抜けるまで置く。

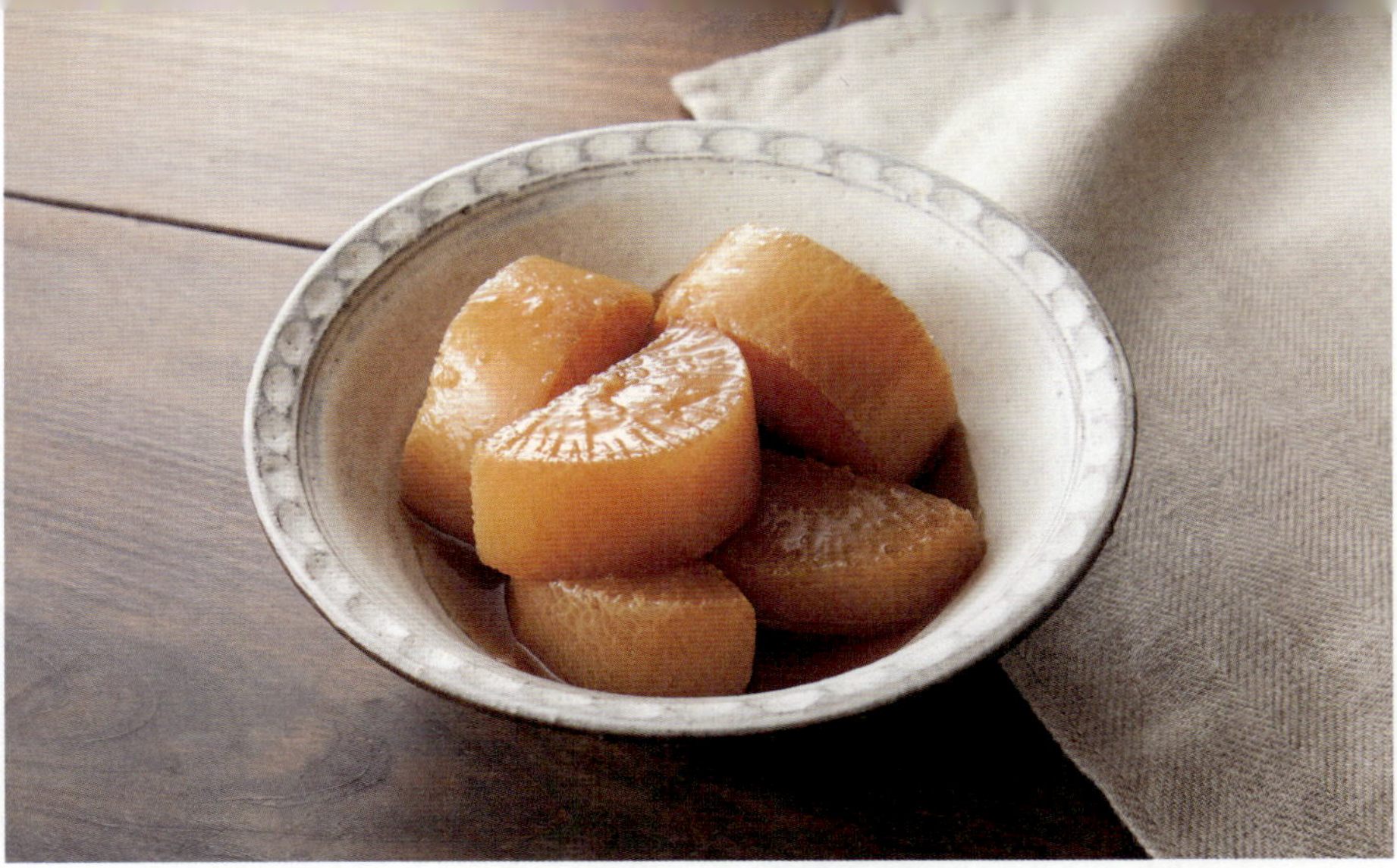

硫黄の力で
有害ミネラルを排出

大根の煮物

材料（3〜4人分）

大根……600g
醤油……大さじ1
塩……ひとつまみ
だし……400ml
みりん……大さじ1

1 大根は2cm厚さの半月切りにし、米のとぎ汁で20分ほど下茹でする。

2 洗った大根とだし、調味料を鍋にいれ、煮立ったら弱火にして20〜30分ことこと煮る。できれば一度冷まして味をしみこませるとよい。

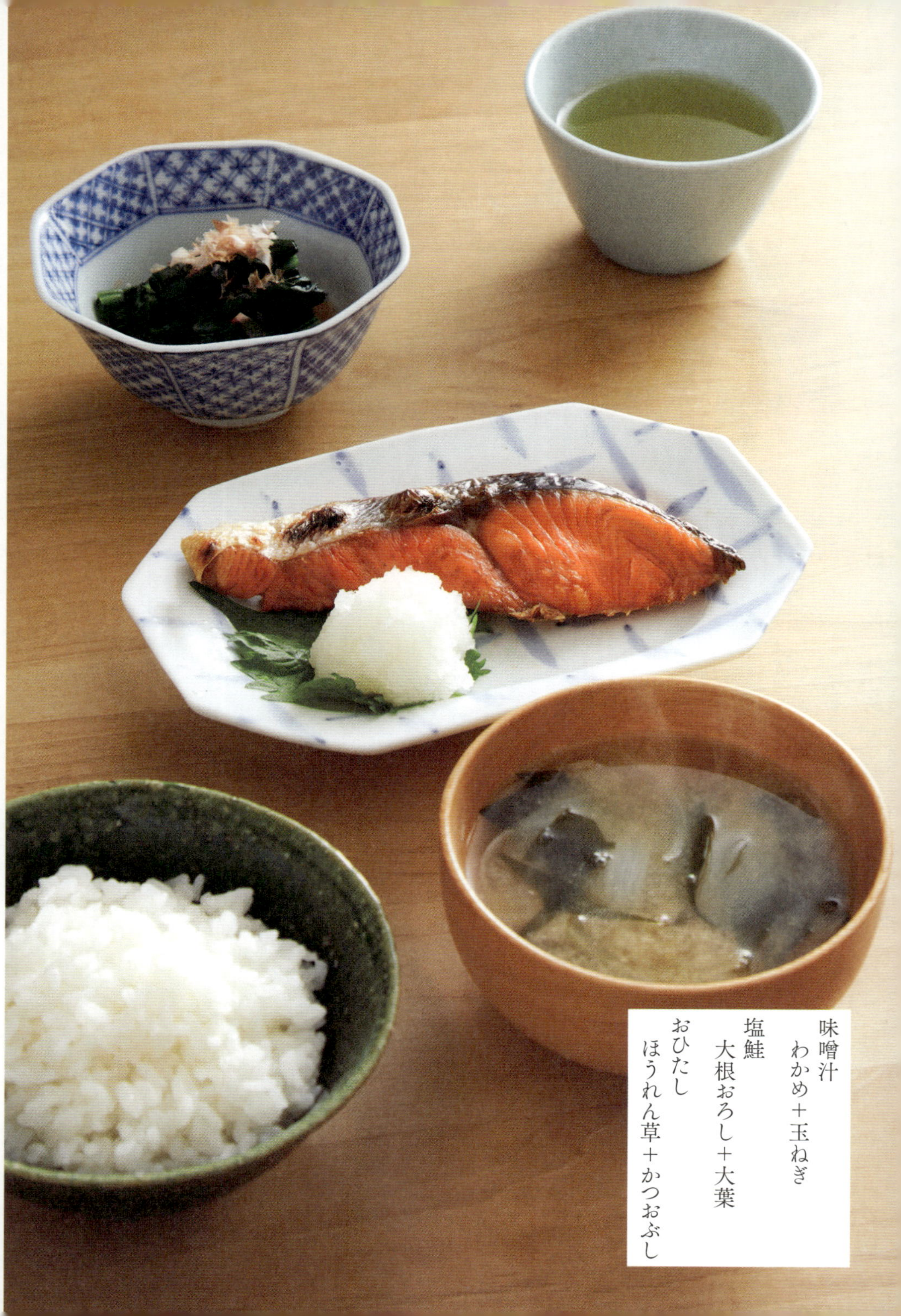

味噌汁
わかめ＋玉ねぎ
塩鮭
大根おろし＋大葉
おひたし
ほうれん草＋かつおぶし

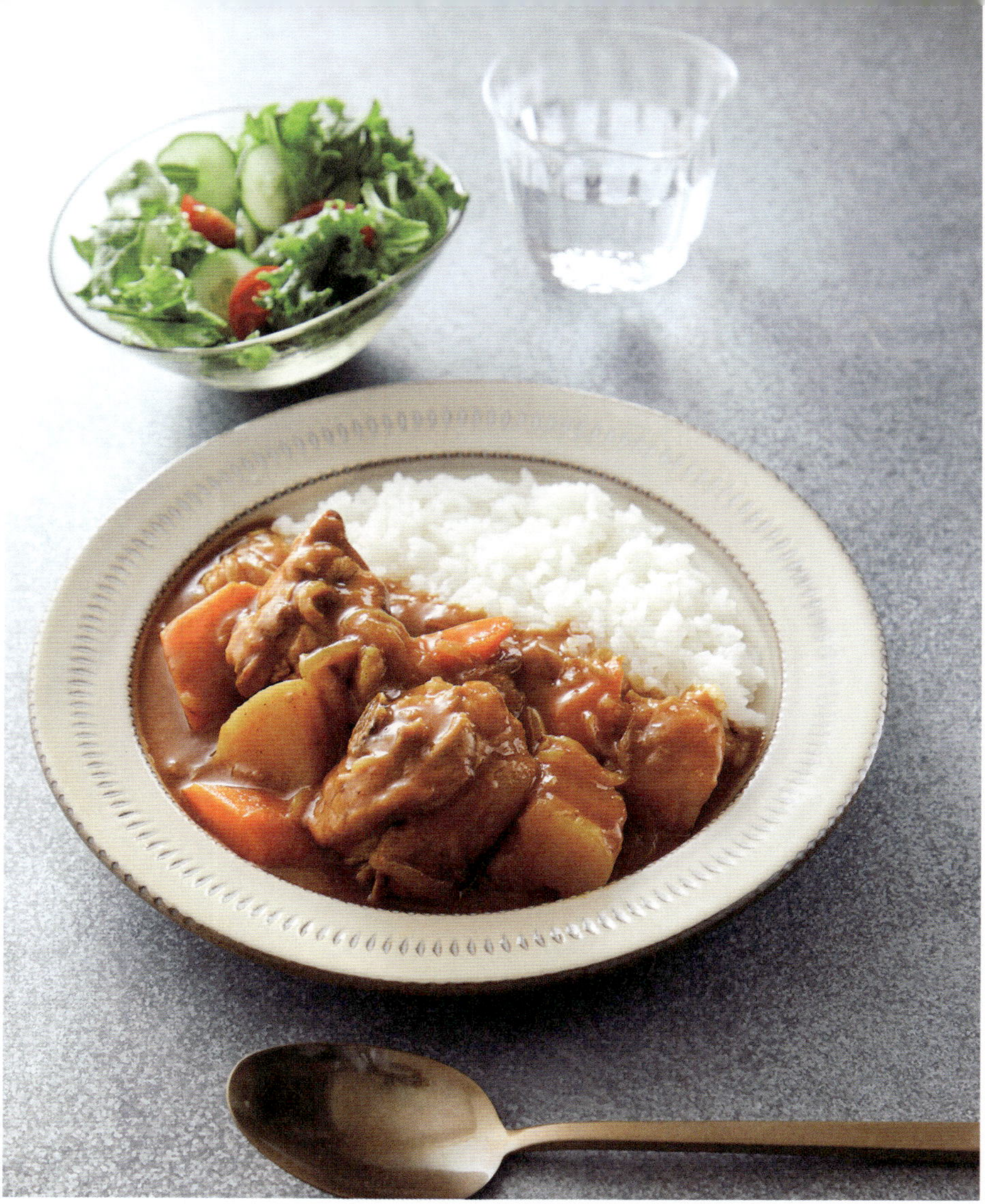

サラダ　材料（2人分）

レタス……1〜2枚	ミニトマト……4個	酢……大さじ1/2
きゅうり……1/2本	オリーブオイル……大さじ1	塩、こしょう……適量

1 レタス、きゅうり、ミニトマトを食べやすく切って盛り合わせ、オリーブオイルと酢をまわしかけ、塩、こしょうをふる。

昼食②

たんぱく質と食物繊維にすぐれたパワー食材

チキンカレー、サラダ（レタス、きゅうり、トマト）

チキンカレー　材料（3～4人分）

鶏の水炊き用骨付き肉
　または手羽元……500g
　（骨なし鶏もも肉なら350g）
玉ねぎ……2個
にんじん……1本
じゃがいも……1個
トマト……中1個
にんにく……1かけ
しょうが……1かけ
カレー粉（あれば）……小さじ1
市販のカレールー（お好みのもの）……適量
油……大さじ2
水……800ml

1 鶏肉に塩、こしょう少々、すりおろしたにんにくとしょうが、カレー粉（あれば）をもみこむ。

2 玉ねぎは薄切り、にんじんは大きめの乱切り、じゃがいもはにんじんの倍くらいの大きさに切る。トマトはざく切りにする。

3 鍋に油の1/2量を熱し、玉ねぎをうす茶色になるまで7～8分炒める（時間がないときにはもっと短くても可）。

4 残りの油を入れて鶏肉を加え、肉の表面の色が変わるまで焼く。にんじんとトマトも加えてさっと炒めたら、水を加えて15分煮る。

5 じゃがいもを加えて火が通るまで7～8分煮てから、カレールーを加えて味をととのえる。

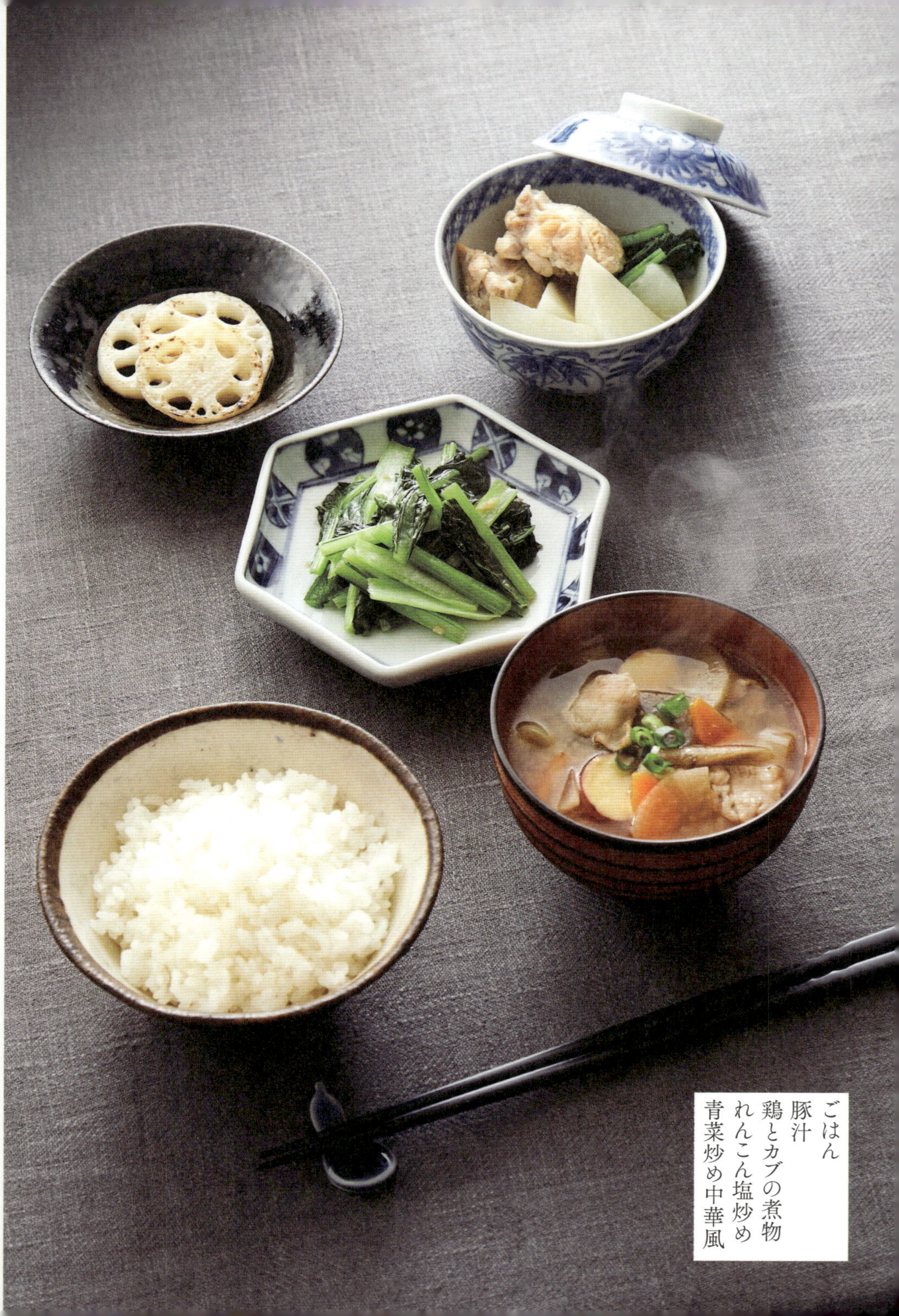

ごはん
豚汁
鶏とカブの煮物
れんこん塩炒め
青菜炒め中華風

夕食②

理想的な一汁三菜スタイル

豚汁

材料（3～4人分）

豚バラ肉……100g
大根……100g
にんじん……1/4本
こんにゃく……1/3本
ごぼう……1/3本
長ねぎ……1/2本
さつまいも……極小1本
葉ねぎ……少々
水……600ml
ごま油……小さじ1
味噌……適量

1 豚肉は食べやすい大きさに切る。大根はイチョウ切りに、にんじん、さつまいもは半月切り、ごぼうは乱切りに、こんにゃくは2cm角くらいの薄切りにする。長ねぎは1cm幅の小口切りにする。

2 鍋にごま油を熱し、豚肉を入れて炒める。大根、にんじん、ごぼう、こんにゃくを加えて炒め合わせ、水を加える。

3 煮立ったらアクをとって火を弱め、野菜に火が通るまで15分ほど煮る。途中10分ほどで長ねぎ、さつまいもを加えて煮る。味噌を溶き入れ、2～3分煮て味をなじませる。

4 器に盛り、好みで葉ねぎの小口切りを散らす。

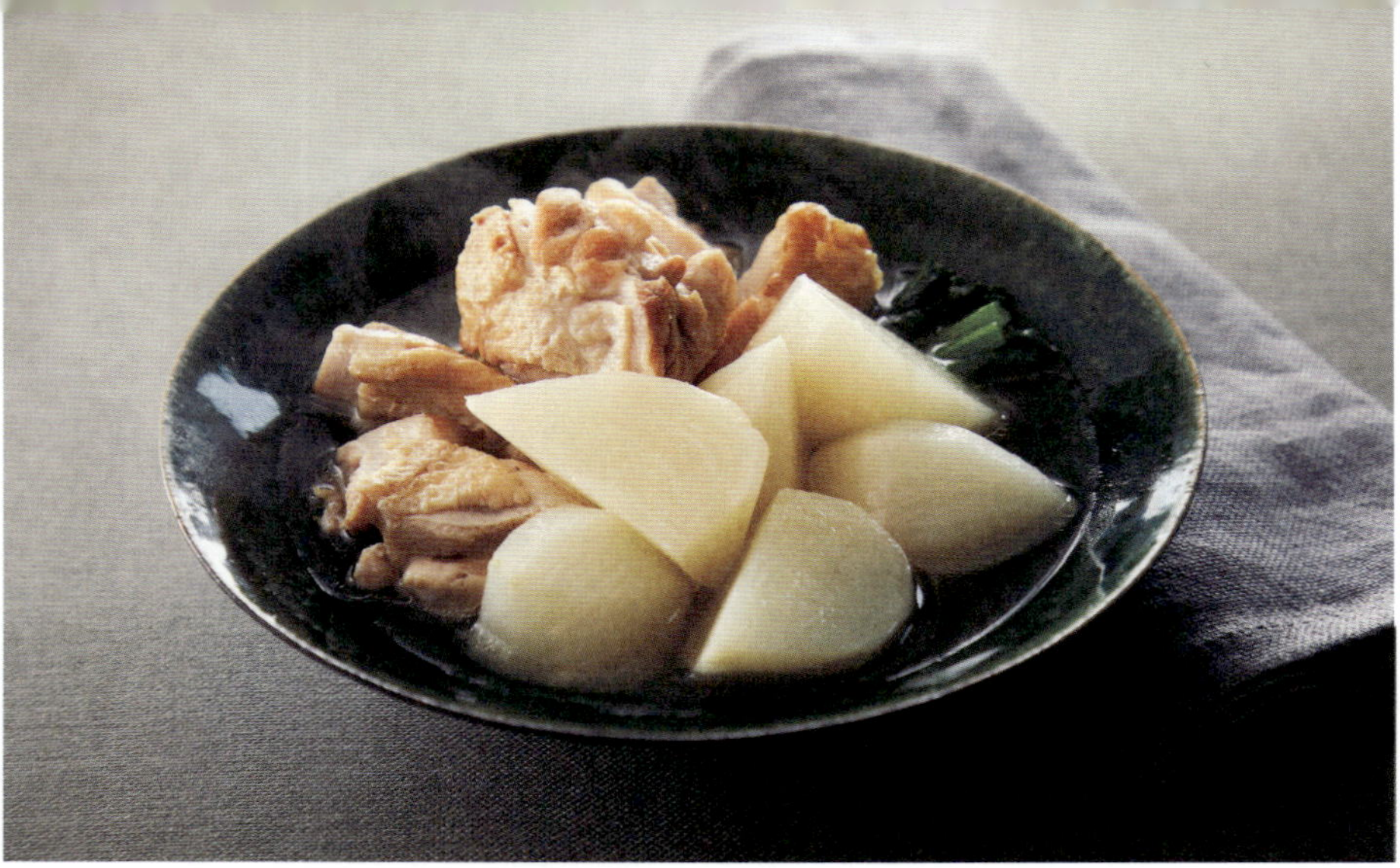

良質なたんぱく質と胃腸にやさしい抗酸化食材

鶏とかぶの煮物

材料（●人分）

鶏もも肉・・・・・・200g　　酒・・・・・・大さじ1

かぶ・・・・・・3個　　塩・・・・・・小さじ1/3

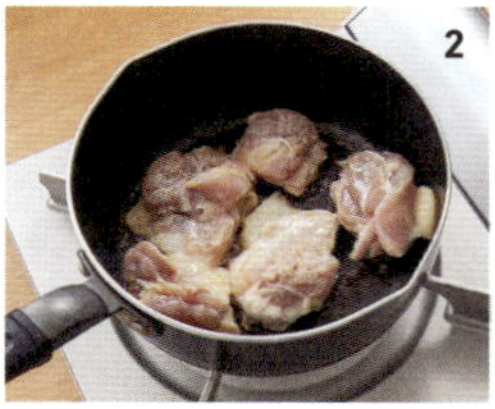

1 鶏もも肉を大きめのひと口大に切り、塩をふる。かぶの皮をむき、4〜6等分に切る。

2 鍋（またはフライパン）を熱し、鶏肉を皮目を下にして並べて焼く（油は使わない）。両面が焼けたら余分な脂をふきとり、酒を加える。

3 かぶとひたひたの水を加え、フタをして4〜5分煮る（かぶが柔らかくなりすぎないように）。塩で味をととのえる。

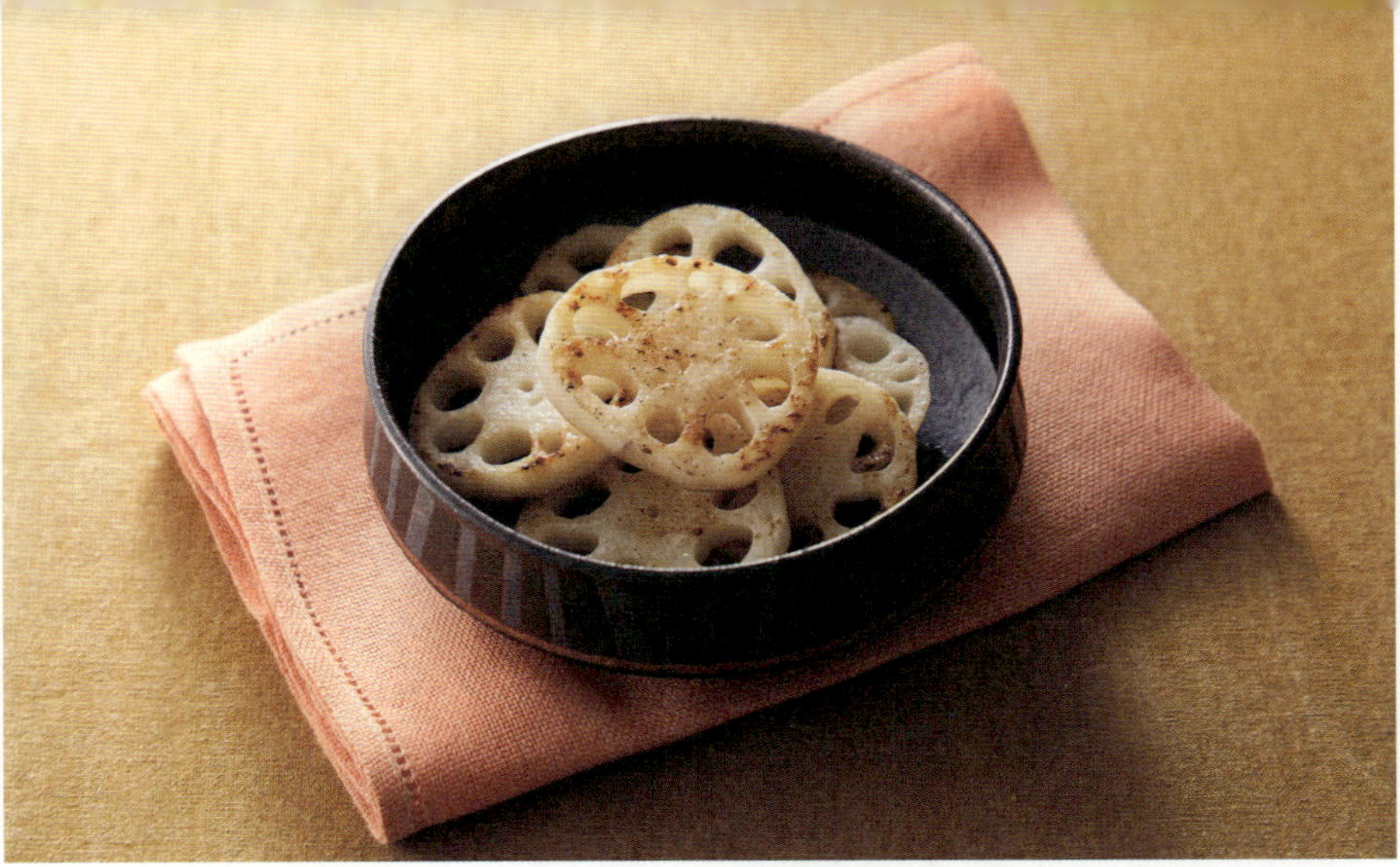

食欲のない日でも
栄養摂取をサポート

れんこん塩炒め

材料（2人分）

れんこん……1節（150g）
塩……少々
油……大さじ1

1 れんこんの皮をむき、8mm厚さに切る。

2 フライパンに油を熱してれんこんを両面焼き、塩で味をととのえる。

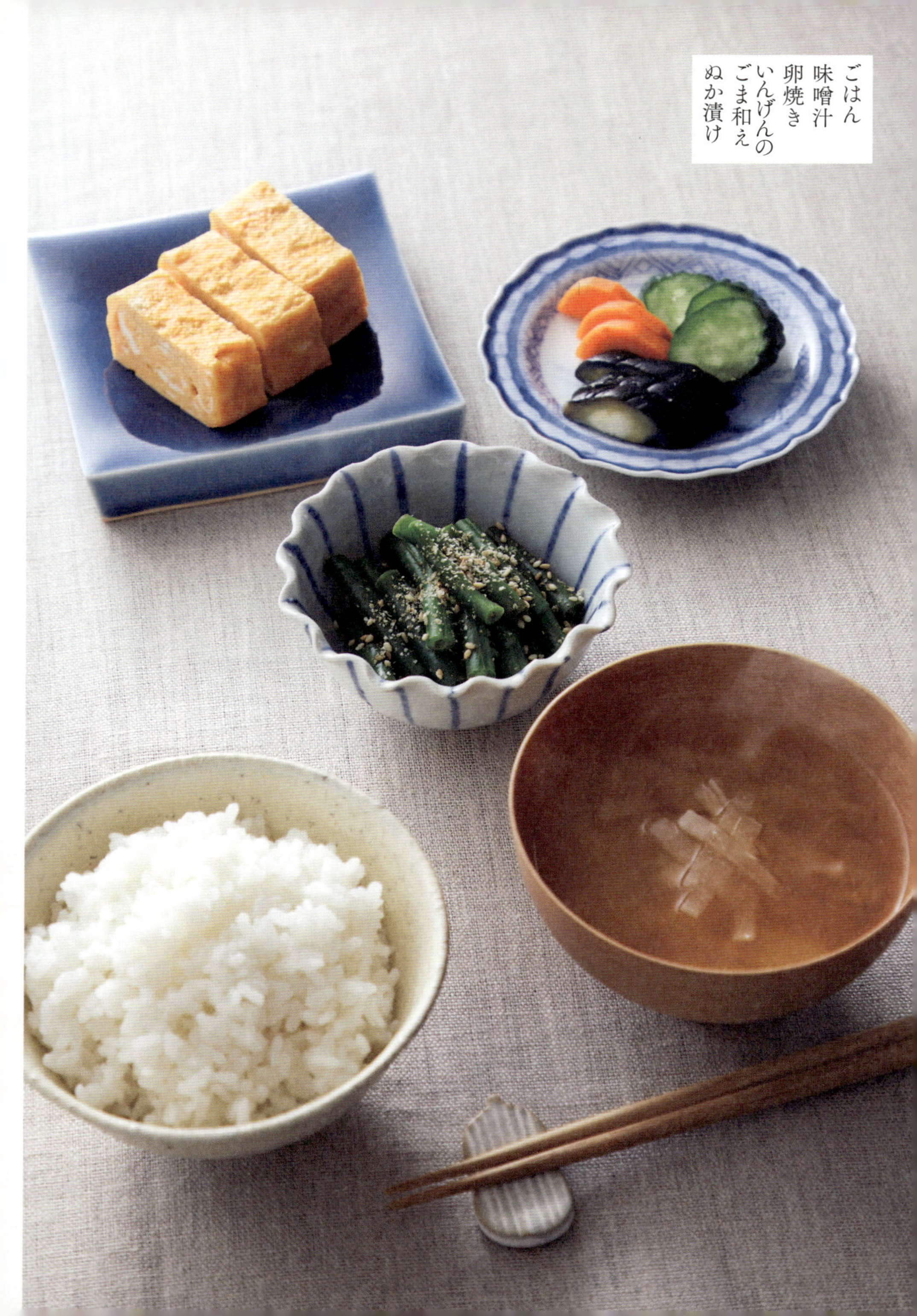

ごはん
味噌汁
卵焼き
いんげんのごま和え
ぬか漬け

朝食③

栄養バランスにすぐれた理想的なアンチエイジング食

卵焼き

材料（2人分）

卵……3個　醤油……小さじ1/2　油……小さじ2
砂糖……小さじ2　塩……少々

1 卵に調味料を加えて溶きほぐし、フライパンに油を熱して焼く。

いんげんのごま和え

材料（2人分）

いんげん……100g　醤油……小さじ1
すりごま……小さじ山盛り1　砂糖……小さじ1/2〜1

1 いんげんを塩を少々入れた湯で下茹でする。冷水にとって粗熱がとれたら、水気を切り4cm長さに切る。

2 ボウルにいんげんを入れ、すりごま、醤油、砂糖で味をととのえる。器に盛る。

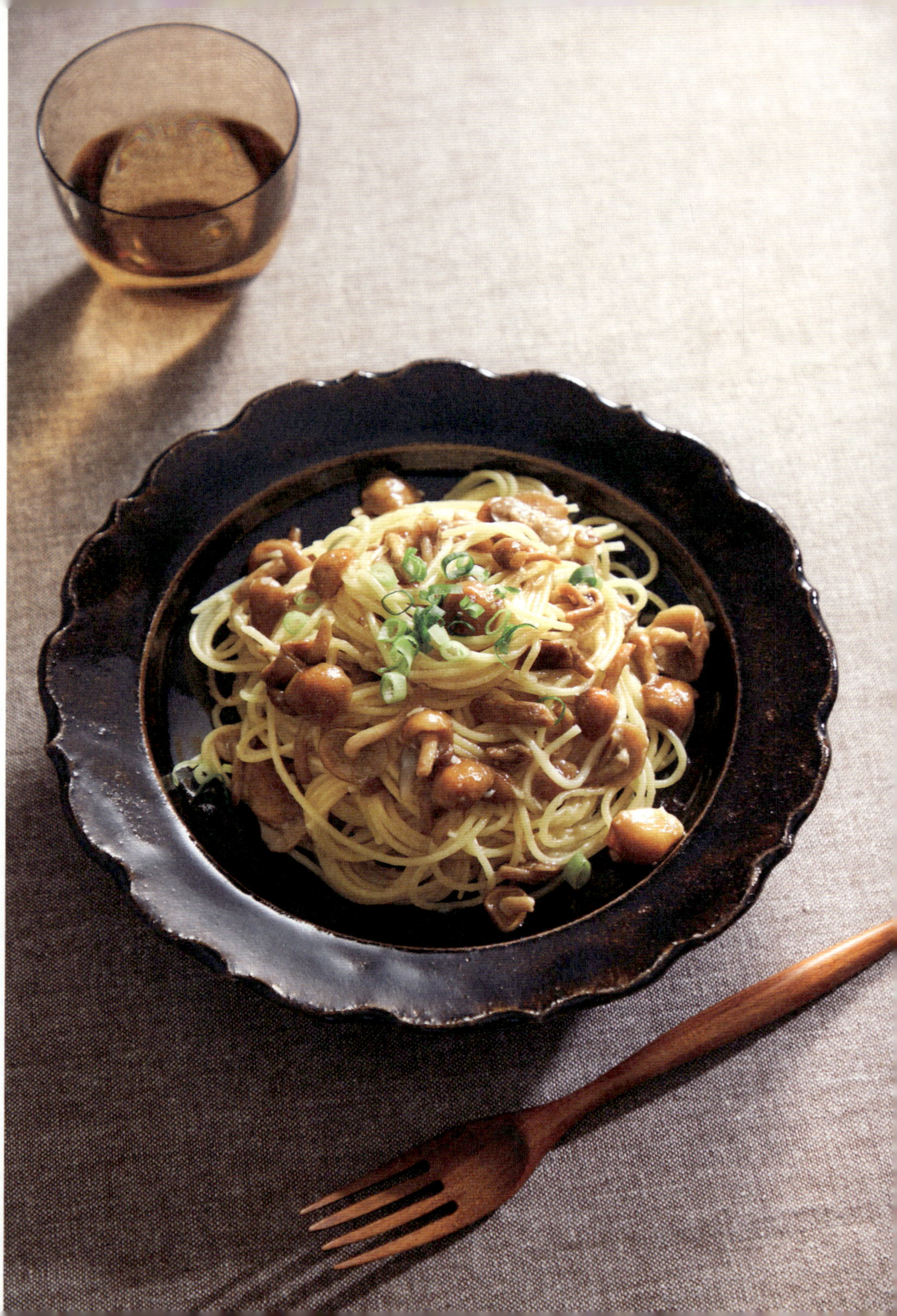

昼食③

食物繊維が圧倒的に多いきのこ類

なめこのパスタ

材料（2人分）

スパゲティ……100g
なめこ……1袋
にんにく……1かけ
オリーブオイル……大さじ3
塩……小さじ1/2
こしょう……少々

1 にんにくをみじん切りにする。

2 フライパンにオリーブオイルとにんにくを入れて火にかける。にんにくのいい香りがしてきたらなめこを入れて炒め、塩、こしょうで味をととのえる。

3 茹で上がったパスタを加えてからめる。

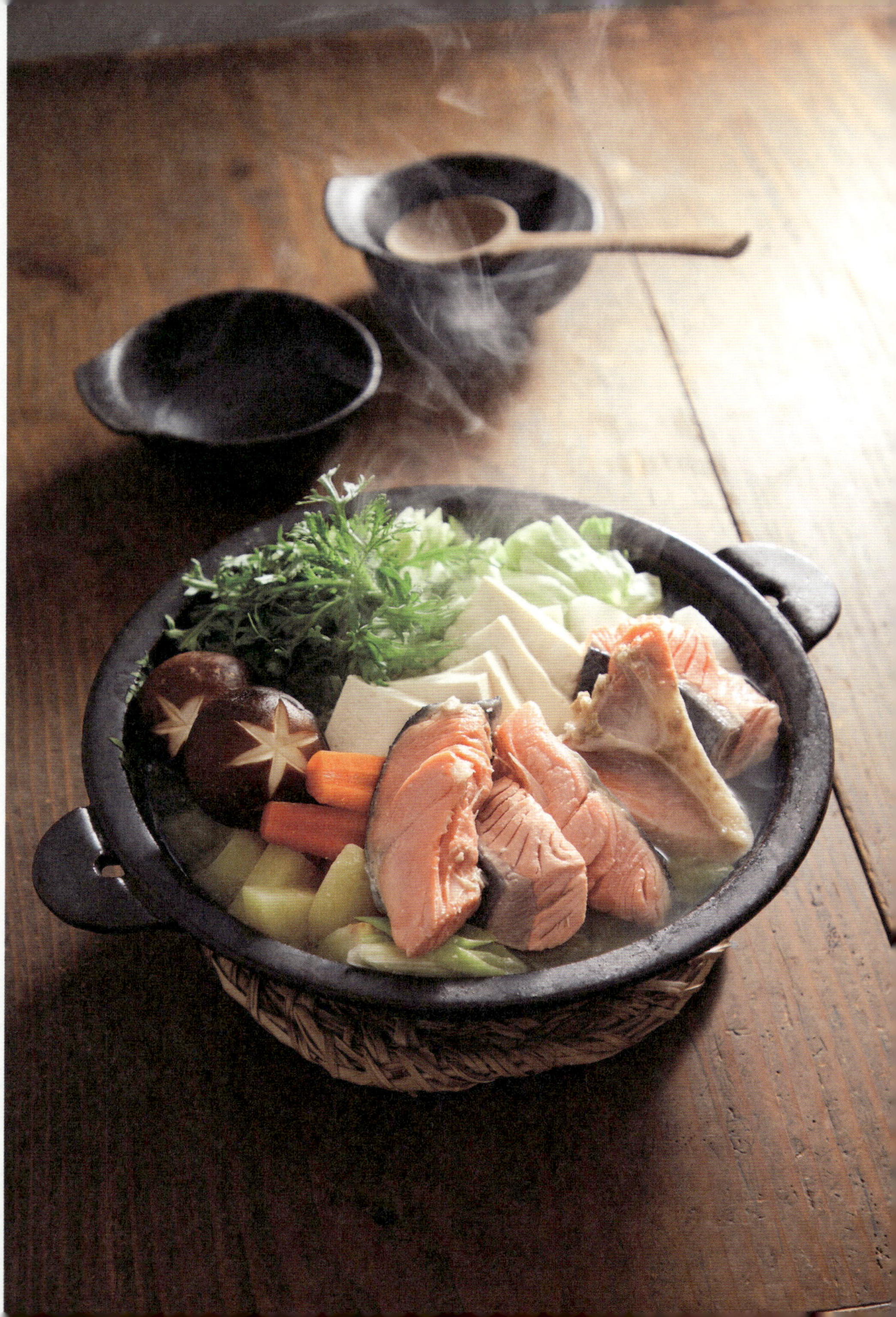

夕食③

多様な食材から簡単に栄養補給

石狩鍋

材料（2人分）

鮭（あら・切り身）……300gくらい
キャベツ……1/8個
にんじん……1/2本
じゃがいも……1個
木綿豆腐……1/2丁
長ねぎ……1/2本
しいたけ……2個
水……500ml
味噌……大さじ3〜4
昆布……10cm

1 鮭の表面に熱湯をかけておく。しいたけは石づきを落とし、飾り切りにする。

2 キャベツはざく切りに、にんじんは4cm長さの拍子切りに、じゃがいもは半分に切り、1cm厚さに、豆腐は1cm厚さに切る。ねぎは斜め切りにする。

3 鍋に水、昆布、鮭、にんじん、じゃがいもを入れて10分間煮る。残りの野菜、豆腐と味噌を加え、やわらかくなるまで煮込む。

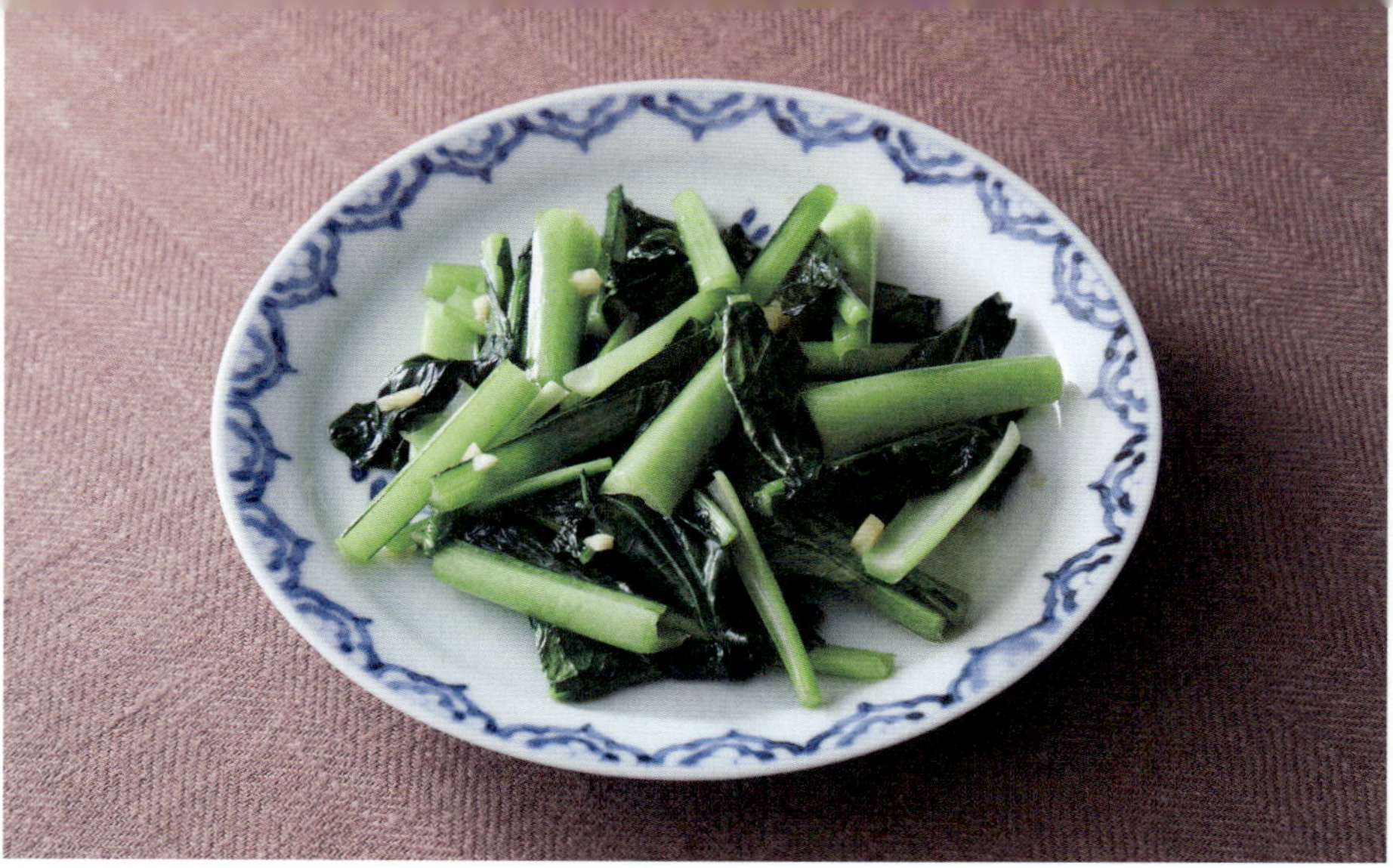

野菜ならなんでもOK
豊富につくれるバリエーション

青菜の塩炒め　中華風

材料（2人分）

小松菜・・・・・・1束　　塩・・・・・・小さじ1/3
にんにく・・・・・・1かけ　　油・・・・・・大さじ1

1 小松菜を5cm長さに切り、水に5分ほどはなしてからザルにあげる。にんにくをみじん切りにする。

2 フライパンに油とにんにくを入れて火にかける。にんにくのいい香りがしてきたら塩を振り入れ、小松菜を入れてざっと炒め合わせる。

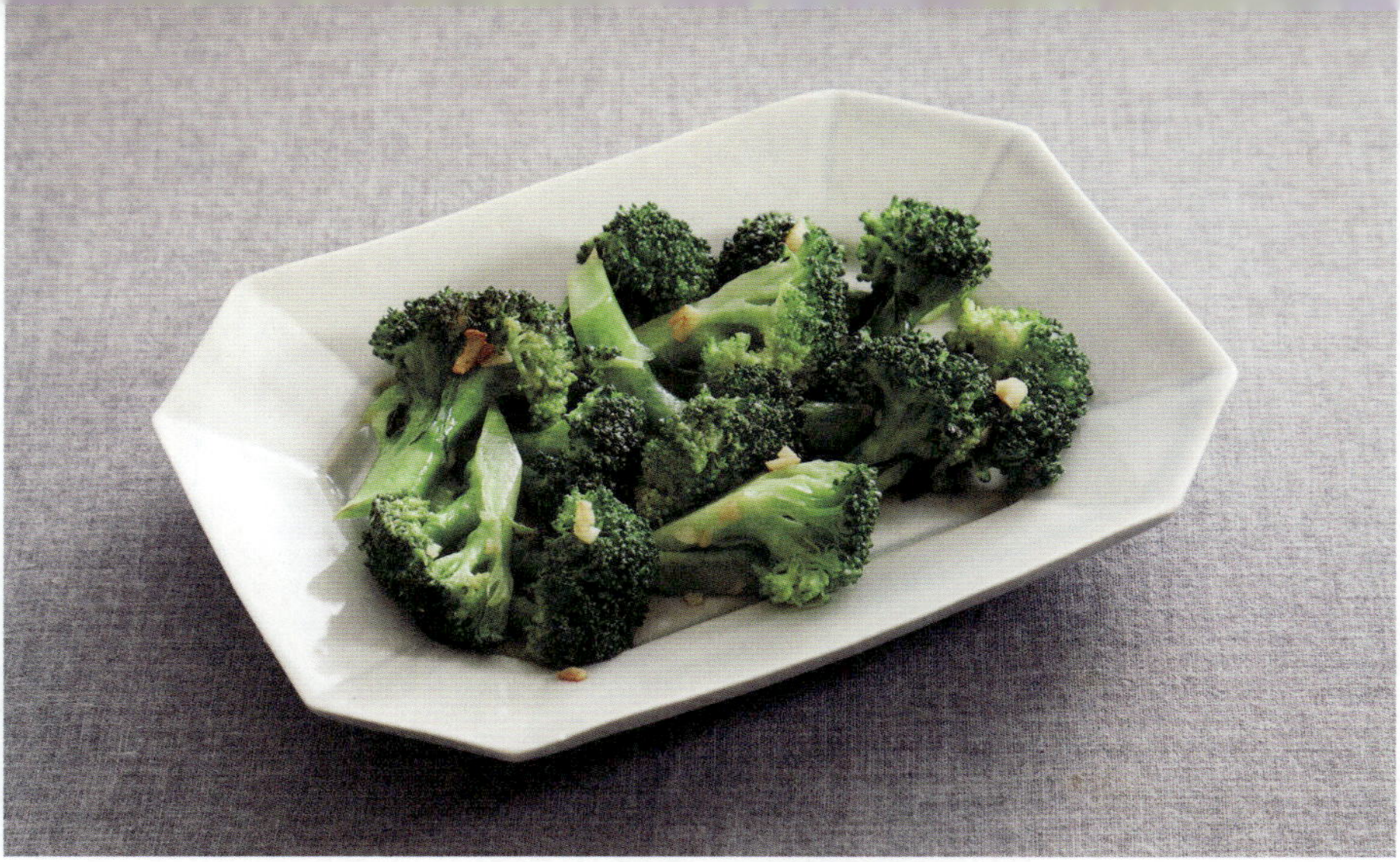

味付け自在イタリアン風なら ガーリック味で

ブロッコリー炒め

材料（2〜3人分）

ブロッコリー……1株　塩……小さじ1/3　オリーブオイル……大さじ2
にんにく……1かけ　こしょう……適量

1 ブロッコリーを小房に分け、さっと下茹でする。にんにくをみじん切りにする。

2 フライパンにオリーブオイルとにんにくを入れて火にかける。にんにくのいい香りがしてきたらブロッコリーを入れてざっと炒め合わせ、塩、こしょうで味をととのえる。

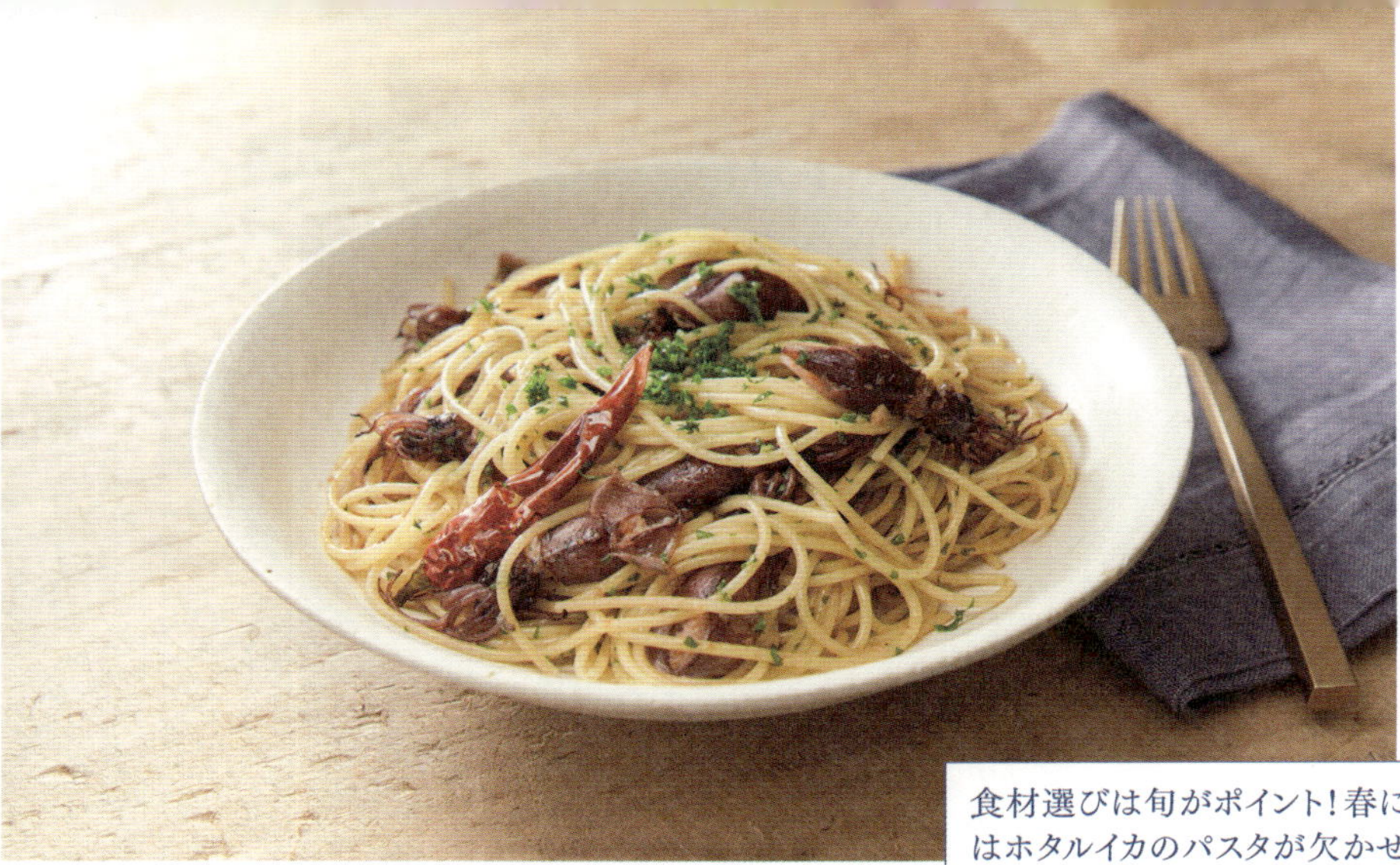

食材選びは旬がポイント！春にはホタルイカのパスタが欠かせません。アスパラガスもシーズンにはたっぷりと。キクラゲも生が出回る季節にはぜひ食べていただきたい食材です。

季節の食材を使ったシンプル調理

ホタルイカのパスタ

材料（1人分）

スパゲティ……100g
ホタルイカ……100g
にんにく……1かけ
オリーブオイル……大さじ2
鷹の爪（お好みで）
パセリ……適量

1 ホタルイカの目と軟骨をとる。にんにくはみじん切りにする。

2 フライパンにオリーブオイルとにんにくを入れて火にかける。にんにくのいい香りがしてきたらホタルイカと鷹の爪を入れて炒める。

3 茹で上がったパスタとゆで汁おたま1杯分を加えてからめ、塩こしょうで味をととのえる。パセリをさっとからめる。

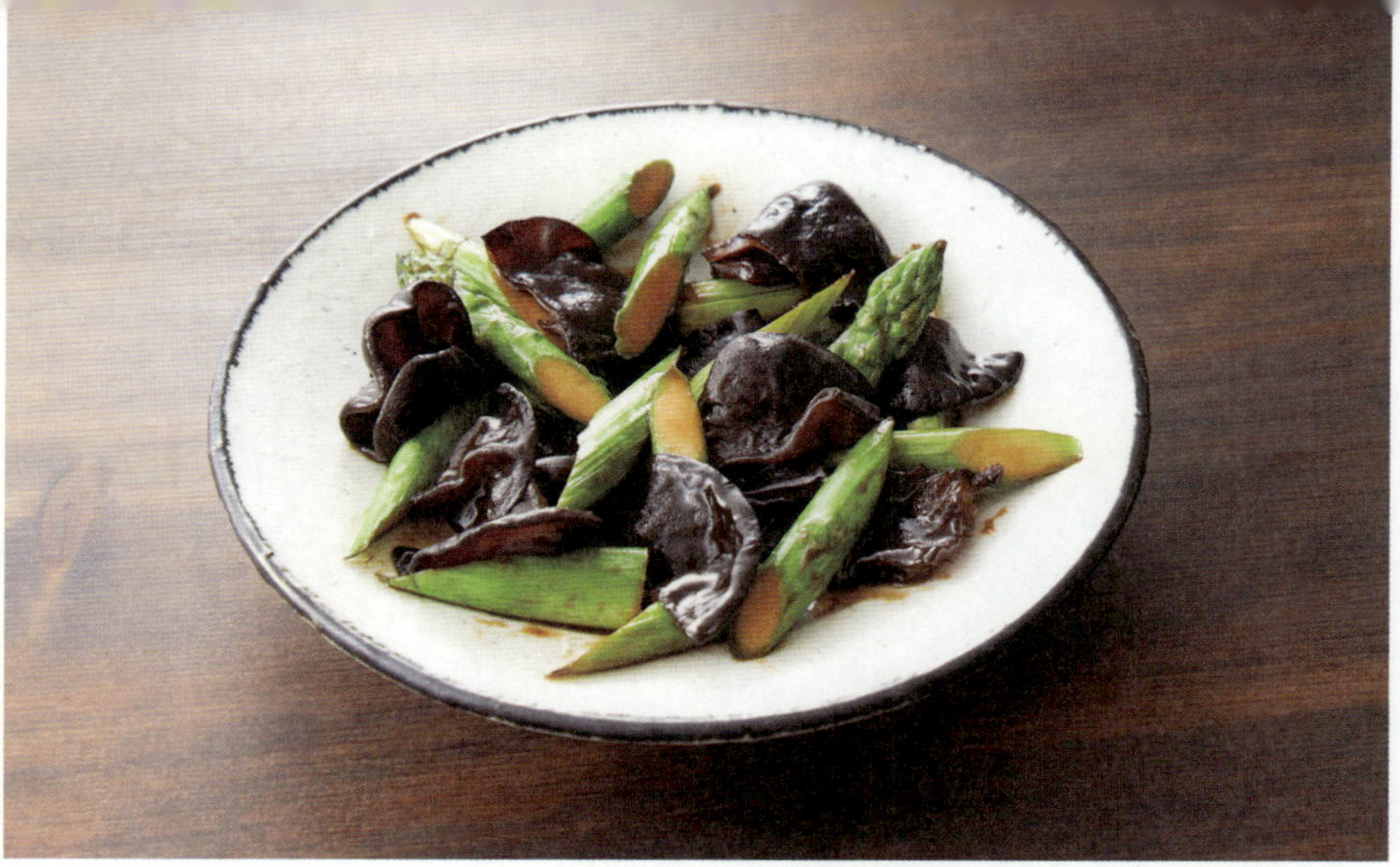

腸内環境の改善＆動脈硬化予防

グリーンアスパラガス + キクラゲ

材料（2人分）

グリーンアスパラガス……4～5本
生キクラゲ……4枚 または 乾燥キクラゲ4個（水につけて戻す）
オイスターソース……大さじ1　　油……大さじ1

1 アスパラガスを4～5cm長さに切る。キクラゲは食べやすい大きさに切る。

2 フライパンに油を熱し、**1**を入れて炒める。オイスターソース で味をととのえる。

※好みでにんにくのみじん切りを加えてもよい。

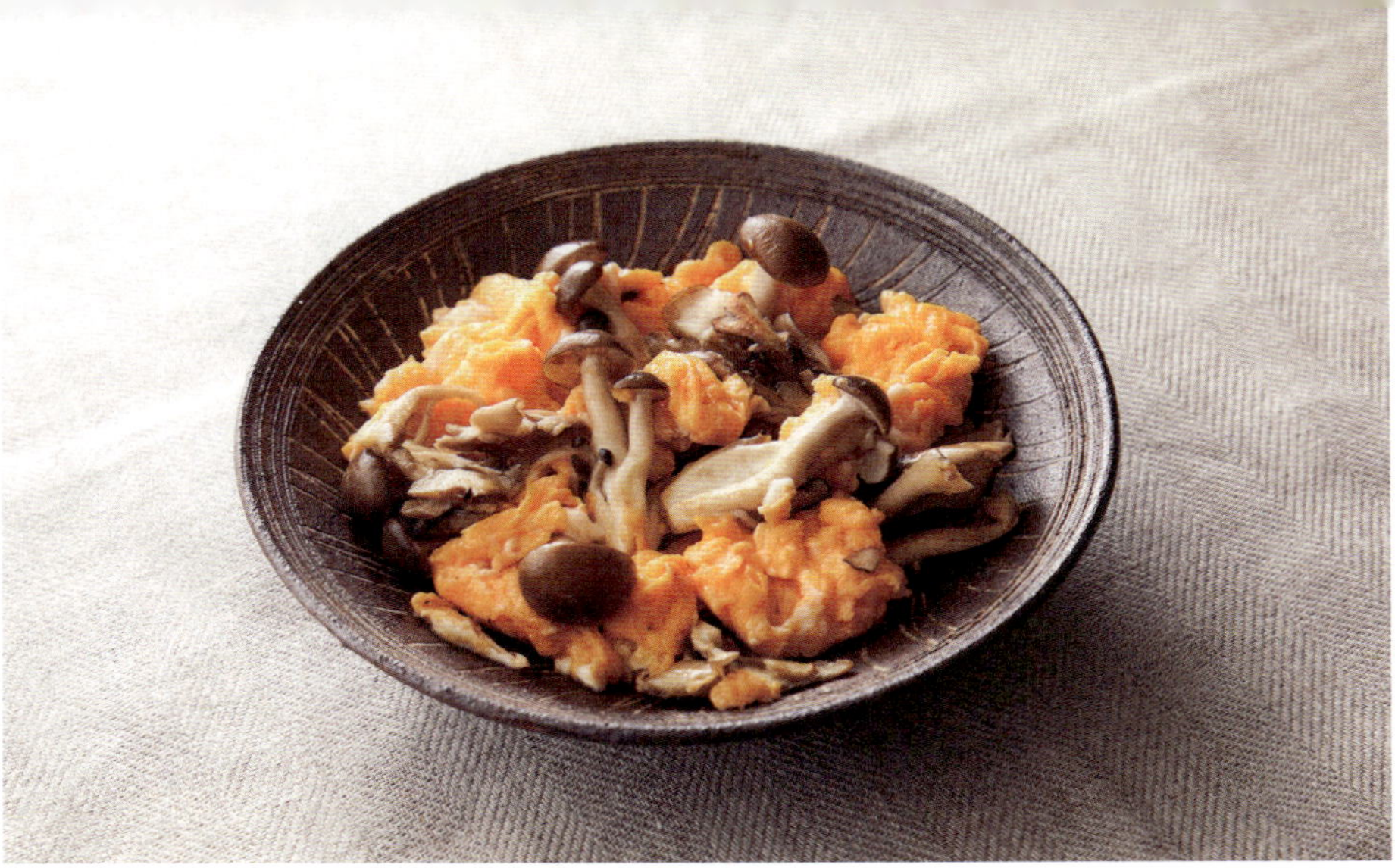

簡単に味が決まる 中華風味付け

きのこと卵の炒め

材料(2人分)

好みのきのこ(しめじ、まいたけ)……合わせて150gくらい　油……大さじ2
卵……3個　塩……小さじ1/4　鶏がらスープの素……小さじ1/2

1 卵を割りほぐし、塩で味をととのえる。きのこは食べやすい大きさにほぐす。

2 フライパンに1/2量の油を熱し、卵を流し入れてゆるい炒り卵にして取り出す。

3 同じフライパンに残りの油できのこを入れて炒め、鶏がらスープの素、こしょうで味をつける。味が薄ければ、塩で味をととのえる。

4 フライパンに卵を戻し、大きく炒め合わせる。

第3章

名医が教える最高の食べ方

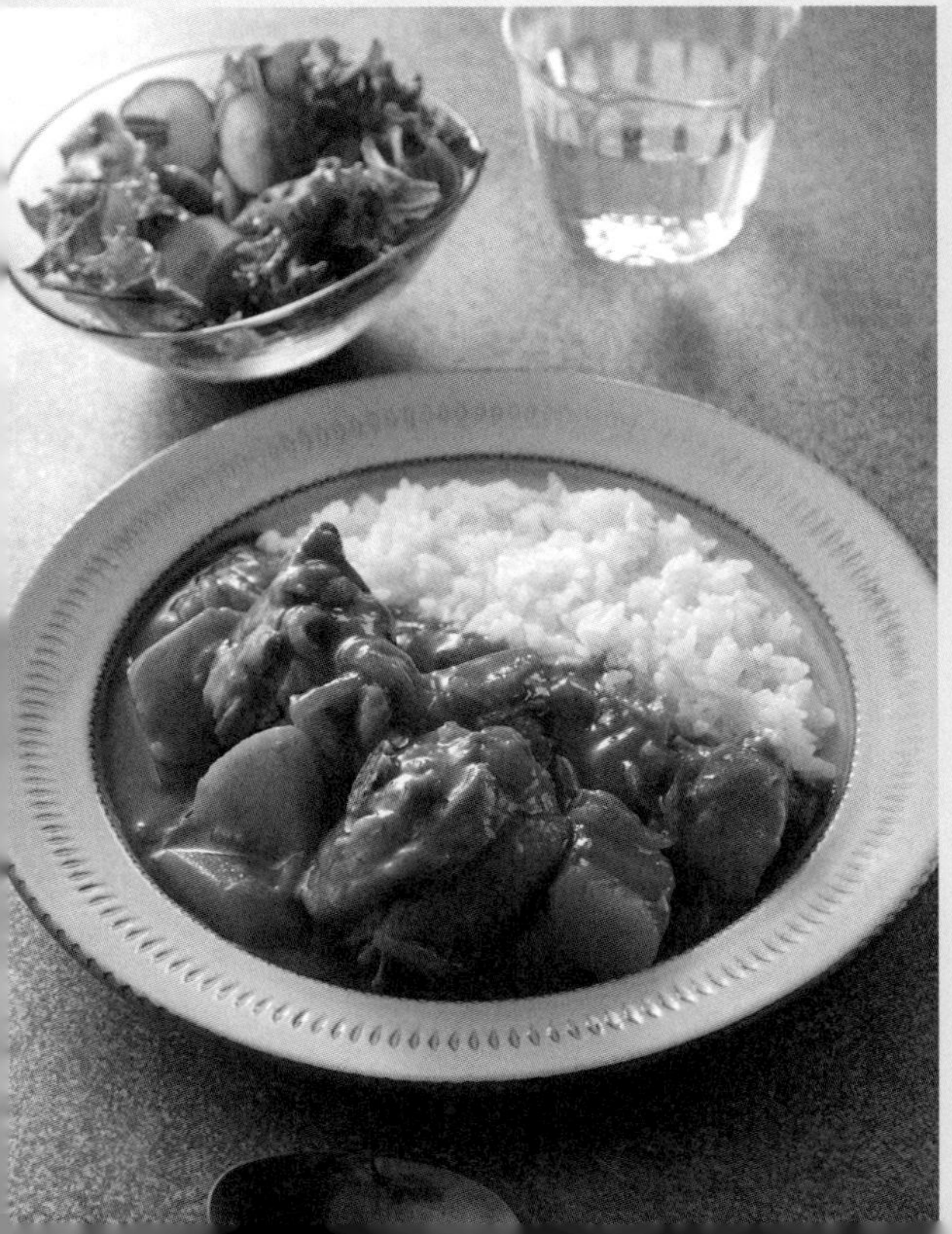

結局何を食べればいいの？

ここまでわたしが実践している食事ルールとレシピをご紹介してきました。本でご紹介できるレシピの数には限りがあります。先述した「積極的に食べたい食材」「食べすぎに気をつけたい食材」をもう少し詳しく説明します。ご家庭での献立づくりにお役立てください。

積極的に食べたい食材

◎魚介類

たんぱく質摂取が大事だと考えるご家庭では肉食になりがちです。わたしは

「週のうち3〜4日は魚料理を食べる」ことをおすすめしています（ルール5）。魚介類は良質なたんぱく源になるとともに、オメガ3脂肪酸の**EPA・DHA**が豊富だからです。

EPA・DHAは体内の炎症を抑える働きのほか、血液をサラサラにして血栓予防効果もあることが知られています。うつ病予防や認知症予防の可能性を示唆する報告があり、脳の健康を守るためにも欠かせません。

EPA・DHAはとくに**青背の魚**に多く含まれていますが、**エビ、イカ、タコ、カニ、ホタテ**などの魚介類からも摂取できます。エビやホタテにはアミノ酸の一種である**グリシン**も多く含まれます。グリシンはコラーゲンの構成成分となるほか、深部体温を低下させて入眠へ導きやすくする作用があることが報告されています。（＊9）

「一物全体食」を心がけ、魚のなかでも丸ごと食べられる**小アジ、イワシ、シシャモ**のような小型の魚を優先的に選びましょう（ルール4）。

また、**鮭**は免疫維持に欠かせないスーパービタミンである**ビタミンD**をもっとも多く含む食材です。抗酸化成分である**アスタキサンチン**も多く含まれます。**牡蠣**には**亜鉛**が豊富で、大ぶりの牡蠣4～5個で成人男性の1日の推奨量11㎎がカバーできます。一方、食物連鎖の頂点にいる**マグロ**や**カツオ**のような大型の魚には水銀のリスクがあります。(＊10)

◎1日4色以上の野菜

野菜はビタミン・ミネラル・食物繊維の宝庫ですので、野菜不足はそのまま栄養不足に直結します。また、野菜には**ファイトケミカル**と総称される植物特有の色、香り、苦味などをもたらす成分が含まれています。

これは、自分では動くことができない植物が、天敵や紫外線などから身を守るためにつくり出した成分だと言われています。ポリフェノール（複数のフェノール性ヒドロキシ基を持つ植物成分の総称。強い抗酸化作用をもつ）もファイトケミカルの一種です。

ファイトケミカルは、ビタミン・ミネラルとは違い、その機能や摂取目安量が明らかになっていない部分も多く、人間の体にとって不可欠とまでは言えま

おもな野菜の色とファイトケミカルの特徴

色	ファイトケミカル	働き	代表的な野菜
赤	リコピン	ベータカロテンの10倍の抗酸化作用	トマト
	カプサンチン	リコピンより強い抗酸化作用、血流を良くして代謝を高め、体脂肪の燃焼を促す	赤パプリカ
黄	フラボノイド類	抗酸化作用、ビタミンCの吸収促進、血管を強くする作用	玉ねぎ、黄パプリカ
橙	ベータカロテン、アルファカロテン、ベータクリプトキサンチン	体内でビタミンAに変換され、強い抗酸化作用を持つ。皮膚や粘膜の保護、抗がん作用など	にんじん、かぼちゃ
緑	クロロフィル	抗酸化作用、血液をサラサラにする作用	ほうれん草、ピーマン、小松菜
紫	アントシアニン	強い抗酸化作用、白内障を予防する作用	ナス、紫玉ねぎ、紫キャベツ
黒	クロロゲン酸	空気に触れると変色する成分だが、変色は酸化した証。抗酸化作用、体脂肪を燃えやすくする作用	ごぼう、じゃがいも
白	イソチオシアネート	辛味成分。抗酸化作用、血液をサラサラにする作用	大根、キャベツ
	硫化アリル	辛味成分。抗酸化作用、抗がん作用、体内の有害物質の排泄を促す	長ねぎ、にんにく

せん。しかし、体内の炎症を防ぐ抗酸化作用や脂肪燃焼、免疫力強化など、さまざまな恩恵が期待されます。

ファイトケミカルは色素成分に出ることが多いため、さまざまな色の野菜を食べることで効率的に摂取できます。推奨されている1日の野菜の摂取量(350g以上)はなかなかイメージしづらいものですが、**1日4色以上の野菜を組み合わせて食べる**という方法であれば実践しやすいですし、いくつものファイトケミカルが体内に取り込まれて相乗効果を発揮してくれます。

◎緑の濃い野菜

ほうれん草、小松菜、春菊、ケールなどの青菜や、**ブロッコリー、ゴーヤ**など緑の濃い野菜は、日本人に不足しがちな**マグネシウム**を多く含んでいます。マグネシウムは、骨や筋肉などの細胞内に多く存在しており、エネルギーをつくり出すためになくてはならない栄養素です。血管や筋肉をやわらかく保つのにもマグネシウムが関わっています。不足すればマグネシウムと拮抗するカルシウムの濃度が上昇し、代謝がうまくいかなくなります。その結果、体のあちこちで筋肉が収縮して痙攣が起こりやすくなります。足の筋肉で起これば「足がつる」ことが多くなりますし、血管が収縮すれば血圧が影響を受け、やがては糖尿病、心臓病などの病気につながります。腸の動きも腸管壁の筋肉によっておこなわれているため、収縮状態が続けば消化管の動きが低下し、便秘の原因になります。

このようにマグネシウムは全身に関わる重要な栄養素でありながら、ストレスがかかると尿からどんどん排出されてしまいます。加齢や薬の影響などによって体内のマグネシウム量が減ってしまうこともあります。そもそも供給源となる野菜に含まれるマグネシウム量は減っているのに、ストレスの多い現代社会では、多くの人がマグネシウム不足を招きやすいという構図になっているのです。さらに、骨を強くしようとカルシウムばかりを補充すれば、よりアンバランスを招く結果になります。意識して緑の濃い野菜を積極的に食べることをおすすめします。

◎粘り気のある芋類

自然薯、長芋、里芋、大和芋、菊芋など粘り気のある芋類には、男性ホルモン・女性ホルモンの原料となるディオスゲニンが多く含まれています。

1930年代に自然薯の研究をしていた米国人研究者が、自然薯に体内のDHEAを増やすディオスゲニンという成分があることを発見し、以来、「自然薯を食べると元気になる」と言われるようになりました。自然薯は「山薬」という名称で滋養強壮作用のある漢方薬（八味地黄丸や六味丸など）にも含まれています。その後、自然薯と同じ系統の植物にも似た作用をもつ物質が多く含まれることがわかりました。

DHEAはコレステロールを原料に副腎でつくられ、免疫力を高める、発がんを抑制するなどの働きがあります。このDHEAをもとに、男性の場合は精巣で、女性は副腎、脂肪組織、卵巣で男性ホルモン（テストステロン）がつくられています。テストステロンは女性にとっても重要で、性機能だけでなく、筋肉をつくる、決断力や意欲を増強させる、記憶力を維持するなど、「活動する力」を生み出す源となります。女性ホルモンもテストステロンを変換させてつくられます。

多くのホルモンは、加齢とともに減少する傾向にありますが、ＤＨＥＡも男女ともに20代が分泌のピークで、加齢に伴って減っていきます。逆に、健康長寿の人はＤＨＥＡの値が高いこともわかっています。ＤＨＥＡが「若返りホルモン」と言われる所以です。

ヤムイモ、京芋、タロ芋なども見つけたら入手して料理に使ってみましょう。良質なたんぱく質、亜鉛もＤＨＥＡの生成を助けます。

◎海藻類

海水のミネラルをたっぷりと取り込んだ海藻類は、人間にとっても貴重な栄養源です。海藻にもっとも特徴的なのはヨウ素（ヨード）が多く含まれることでしょう。ヨウ素は甲状腺ホルモンの主原料となるほか、免疫機能をサポートする重要なミネラルです。海産物に恵まれ、海藻を食べる習慣が根付いている日本人はよほど特殊な食生活をしていないかぎりヨウ素不足になることはありません。しかし、海産物を食べる機会の少ない海外の内陸国家では、ヨウ素の摂取不足による健康被害が深刻な問題となっている国もあります。

海藻にはヨウ素のほかにも、**カルシウム、マグネシウム、鉄、カリウム、亜鉛**などのミネラルが豊富に含まれています。**オメガ3脂肪酸、ビタミンD、ビタミンB12**も含まれます。また、**フコイダン、ポルフィラン**などと呼ばれるネバネバした成分は水溶性食物繊維で、腸内環境を整えるのに貢献します。水溶性食物繊維は水に溶けるとゲル状になって膨らみ、食べ物を包み込むため、消化吸収がゆっくりになるのです。

さらに、海藻には**フロロタンニン**と呼ばれる特有のポリフェノールも含まれていて、抗炎症作用や抗酸化作用についての研究が進められています。

栄養豊富な海藻ですが、いくら健康によくても食べすぎは禁物です。ヨウ素の含有量が多い昆布を毎日大量に食べ続けると、過剰摂取となり甲状腺機能が低下してしまうリスクがあります。過不足なく、上手に海の恵みを取り入れましょう。

◎きのこ

きのこは菌糸体によって産生される独特の食材です。カロリーがほぼゼロに近いことから「ダイエットに役立つ」と重宝されてきたものの、栄養価についてはビタミンDを除いて未知の部分が多かった食材です。

きのこは、重量比で考えると食物繊維の量が野菜類と比較しても群を抜いて多く、食物繊維の摂取量を増やすうえで強い味方になります。食物繊維は、腸内細菌叢のバランスを整え、便通改善効果が期待できるほか、腸内の有害物質の排泄を促します。食物繊維が腸内環境を整えることで、さまざまなビタミンがつくり出されることもわかっています。

また、糖質を摂取するときに一緒に食物繊維を摂ることで血糖値の上昇を緩やかにする効果もあります。

キクラゲには水溶性食物繊維である**ペクチン**が豊富に含まれており、腸内環境改善に役立ちます。また、キクラゲには血液を固まりにくくする作用や糖尿病治療効果などがあることも報告されています。(＊11)

霊芝《れいし》、しいたけ、まいたけなどに含まれる多糖類の一種**βグルカン**も血糖値の上昇を緩やかにすることが報告されています。βグルカンには免疫力を高める働きや神経機能の維持などの働きもあると言われています。(＊12)

最近はきのこに特有の健康成分の研究が進み、注目度が上がってきました。**エルゴチオネイン**という、アミノ酸からつくられる強い抗酸化作用をもつ成分が細胞内のミトコンドリアに集まり、ミトコンドリアの酸化を防ぐ働きがあるとされています。その結果、抗炎症作用、DNA損傷の予防、さらには認知症予防などの効果が期待されます。エルゴチオネインは、**エリンギ**や**ヒラタケ**に多く含まれ、とくに北海道で多く採れる**たもぎ茸**には多量のエルゴチオネインが含まれることが知られています。

◎納豆

発酵食品の**納豆**は「スーパーフード」として世界中で注目されています。その効用は数多くあります。

第一に、納豆菌による**整腸作用**があります。納豆菌は微生物のなかでも最強の繁殖力をもち、病原性大腸菌O－157の繁殖を抑えるほど強力であることがわかっています。腸内細菌叢を整える力も強力です。

基礎実験レベルですが、納豆の抽出物に新型コロナウイルスの細胞への感染を防ぐ作用があることも東京農工大学や感染症未来疫学研究センターなどの共同研究で明らかになりました。新型コロナウイルスによってつくられるスパイクたんぱく質が、納豆抽出物のもつたんぱく分解作用によって変性するということです。こうしたたんぱく分解酵素の研究がさらに進めば、抗ウイルス薬の開発につながるかもしれません。(＊13)

第二に、**ビタミンK、マグネシウム、亜鉛**など現代人に不足しがちなビタミン・ミネラルが含まれています。とくにビタミンKとマグネシウムは高濃度で含まれています。ビタミンKは動脈壁からカルシウムを抜き取り骨へ移動させる作用があり、骨をつくるのに欠かせないビタミンで、骨粗しょう症の治療薬にもなっています。動脈壁からカルシウムを抜き取るということは、血管へのカルシウムの沈着を起こりにくくするため、動脈硬化の予防効果も期待できます。免疫力の維持・増強という意味でも重要な栄養素です。

第三に、納豆菌がつくり出す酵素の一種ナットウキナーゼが含まれていることです。ナットウキナーゼは日本人研究者の須見洋行《すみひろゆき》先生によって発見され、血栓を溶かす作用があることがわかっています。心筋梗塞や脳梗塞の再発予防にも効果が期待できますし、血管炎を起こす新型コロナウイルス感染症の感染予防や合併症対策につながる可能性も指摘され、研究が進められています。

ごく最近の須見先生の研究によれば、血管に対する有効成分はナットウキナーゼだけではなく、ジピコリン酸（DPA）という抗菌物質も作用していて、これがナットウキナーゼを活性化していることがわかりました。ジピコリン酸（DPA）には有害金属の排出を促す働きがあることも基礎研究で確かめられてい

ます。（＊14）

第四に、納豆に含まれる「スペルミン」「スペルミジン」という成分の働きです。いずれも**ポリアミン**と総称されるたんぱく質の一種ですが、このポリアミンが細胞の代謝を促進し、体内の炎症を抑えることで、健康長寿にも関係するのではないかと注目されています。

第五に、これは納豆だけでなく大豆製品に共通しますが、**大豆イソフラボン**という大豆特有のポリフェノール成分を摂取することができます。大豆イソフラボンには女性ホルモンに似た働きがあると言われており、閉経前後の女性の体調維持に役立ちます。前立腺がん予防の作用もあるため男性にとっても有益です。（＊15）

◎デトックスに役立つ食材

意外と知られていないのが、有害なものを解毒するために役立つ**硫黄**を含む食材の力です。これらを日常的に摂取することで、体内に入り込んだ有害ミネラルを極力溜めずに排出するのに役立ちます。代表的なのは**にんにく、しょう**

が、玉ねぎ、卵、そしてブロッコリー、菜の花、大根、わさびなどアブラナ科の野菜です。これらの苦味成分に硫黄が含まれています。ブロッコリーに微量に含まれるスルフォラファンというファイトケミカルに抗酸化力や解毒力があることが知られていますが、「スルフォ」とは硫黄を意味する言葉です。ニンニクを発酵させてできる黒ニンニクに多く含まれる、Sアリルシステイン（SAC）も近年注目されている、硫黄を含む栄養成分です。

硫黄は、グルタチオンという抗酸化力の強い栄養素をつくるのに欠かせないミネラルです。硫黄を含むアミノ酸（メチオニンやシステインなど）が原料となって肝臓でグルタチオンがつくられ、体内の有害物質を排泄するデトックスに利用されます。このとき、微量の硫黄を摂取することで体内の解毒システムを刺激するので、大量に摂れば摂るほどデトックスできるわけではありません。

昔から焼き魚や刺身のつまに大根を付けたり、料理の薬味に少量の香味野菜を用いるのは、解毒になることを知っていた先人の知恵でしょう。少量のデトックス食材を日常的に補給し、不要なものを溜めない体にすることが大切です。

ちなみに、硫黄は皮膚からも吸収されます。硫黄温泉が湯治場として利用されてきた理由のひとつには、硫黄を補う意味もあったのかもしれません。

食べすぎに気をつけたい食材

◎白い主食・隠れ糖質

よく知られていますが、白米や精製された小麦粉でできた白いパン、うどんなどの白い主食は、精製の過程でビタミンや食物繊維などの栄養素が失われ、ほぼ糖質だけになっています。糖質に偏ると血糖値の乱高下を引き起こして太りやすくなるうえ、ビタミン・ミネラルなどの微量栄養素を取り入れることができないため、脳が「もっと食べろ」という指令を出し、止まらなくなるという悪循環を招きやすくなってしまいます。

しかし、主食以外にも糖質量の多い食品があります。知らず知らずのうちに摂取している**隠れ糖質**にも気をつけましょう。**市販の甘い清涼飲料水**５００㎖には約50g、**スポーツドリンク**でも５００㎖あたり約30gの糖分が含まれています。近年過剰摂取が問題となっているものが、異性化糖（果糖ブドウ糖液糖または高果糖コーンシロップ：ＨＦＣＳ）です。市販のドリンクやジュース、アイスクリームなどの菓子類に多く含まれています。ＨＦＣＳの摂取過剰は、肥満や脂肪肝の原因となるだけでなく、糖尿病予備軍となるリスクもあります。

人工甘味料も適量であれば問題ありませんが、頻繁に取ると腸内細菌叢への悪影響や、内臓脂肪の増加のリスクなどが指摘されていますので注意が必要です。（＊16・17）

野菜のなかにも糖質量の多いものがあります。**さつまいも**は１本（約２００

g）あたり約60g、かぼちゃは100gあたり約17gあります。果物も品種改良が進んで糖度の高い果物が多くなっています。これらはいずれもビタミン・ミネラルの摂取源となるメリットがあるので、糖質過剰にならないよう注意しながらうまく取り入れましょう。

◎哺乳動物の肉

豚や牛など哺乳動物の肉（赤肉）の過剰摂取によって、脳血管障害、心血管障害、乳がん、大腸がん、前立腺がんなど、さまざまな疾患のリスクを高めることが指摘されています。肉食によって摂取する脂肪が動物性脂肪に偏ると、アラキドン酸（オメガ6脂肪酸のひとつ）が増え、体内の炎症が促進されるリスクが高まります。アラキドン酸はなくてはならない必須脂肪酸ですが、現代人の食生活においては、揚げ物油や乳製品、肉の動物性脂肪から過剰になる傾向があります。たんぱく質を摂ろうと肉を意識的に食べている人が多いなか、アラキドン酸が過剰になるリスクはあまり注目されていません。

消化のしやすさから考えても、肉は優先的に選択すべき食材とは言えません。加熱されたたんぱく質は消化しづらく臓器に負担をかけ、消化しきれない肉のアミノ酸を腸内細菌が分解する際、ＴＭＡＯ（トリメチルアミンＮ－オキシド）と呼ばれる物質をつくり出します。このＴＭＡＯの増加は酸化ストレスを増やし、老化を促進します。その結果、心臓疾患のリスクを高めたり、腎機能低下につながると言われています。（＊18）

メリットとデメリットを天秤にかけた際に、たんぱく質摂取は魚を中心に、豚や牛など哺乳動物の肉はたまに少量を食べるくらいの食べ方が妥当でしょう。

◎大豆製品

大豆は貴重な植物性たんぱく質の摂取源であり、ビタミン・ミネラル、食物繊維も含んでいます。大豆製品は健康なイメージがあって、毎日豆乳を飲んでいたり、茶碗一杯のごはん代わりに冷やっこを食べる人もいます。

ただ、**大豆製品の摂りすぎには注意が必要です。**たんぱく質そのものが消化に負担がかかるうえ、とくに大豆にはタンパク分解酵素であるトリプシンの働きを阻害するトリプシンインヒビターという物質が含まれているからです。これはトリプシンを産生する膵臓にとって大きな負担となります。

近年、国立がんセンター研究所からも「大豆製品の過剰摂取は膵臓がんの発症率を上げる」という警告が出されています。(*19) こうしたリスクを経験的に知っていたのでしょうか、先人は味噌や納豆といった形で大豆を発酵させ、消化されやすい形で摂取してきました。国立がんセンター研究所のデータでも、味噌や納豆の摂取量が増えても膵臓がんの発症率に影響はありませんでした。

加熱によってトリプシンインヒビターの活性は弱まります。通常量を食べているかぎり、神経質になる必要はありませんが、健康増進のつもりで胃腸や膵臓に負担をかけていたということになりかねないので注意が必要です。

最近では、サプリメントでソイプロテインを摂る人も増えています。大豆ミートも環境負荷が少ない製品として一般的になりました。ただ、毎日豆腐一丁は多すぎなので、大豆製品はなるべく味噌や納豆など発酵された状態で取り入れることを心がけたいものです。

◎加工食品（食品添加物）

身の回りに溢れる加工食品のほとんどには、保存性を良くする、味や形を調整する、色をきれいにするといった目的で、食品添加物が使われています。たとえばウインナー、ハム、明太子などに多用される発色剤、亜硝酸ナトリウムは発がん性があることが確認されており、気をつけている人もいるでしょう。それ以外に特筆したいのが**無機リン**です。

リンは肉、魚、牛乳、卵など加工食品以外の天然の食材にも含まれている必須ミネラルのひとつです。これらの食品から吸収されるのは40～50%であるのに対して、人工的につくられた化合物である食品添加物の無機リンは90%が吸収されてしまい、リンの過剰摂取につながっています（肉など動物性脂肪に含まれるリンも、血中濃度の無機リンの濃度を上げるので少し注意が必要です）。

工場で大量生産するような菓子類や清涼飲料水などあらゆる加工食品にリンの化合物が使われているほか、化粧品やシャンプーなどの日用品にもリンが使われていることが多く、皮膚を通じてそれらを吸収しているので、現代生活は容易にリンが過剰に傾きます。

増えすぎたリンは腸でカルシウムと結びつき、その吸収を妨げます。血液中のカルシウムが不足すると、体は自分の骨を溶かしてカルシウムを補おうとするため、骨が溶けやすくなります。骨から溶け出したカルシウムが石灰化して血管にこびりつくと、動脈硬化を進めます。結果的に心筋梗塞などの血管病を引き起こしやすくなります。カナダの研究では、血液中のリン酸濃度が高い人ほど、心筋梗塞の死亡率が高く、心血管疾患イベントが発生しやすくなることがわかっています。(＊20)

このほか、リンが過剰になると腎臓の負担が増し、腹痛や下痢、吐き気などといった胃腸症状やアレルギー症状などが現れることもあります。同研究では過去10年間で進行した慢性腎臓病の死亡原因として、高リン血症が指摘されて

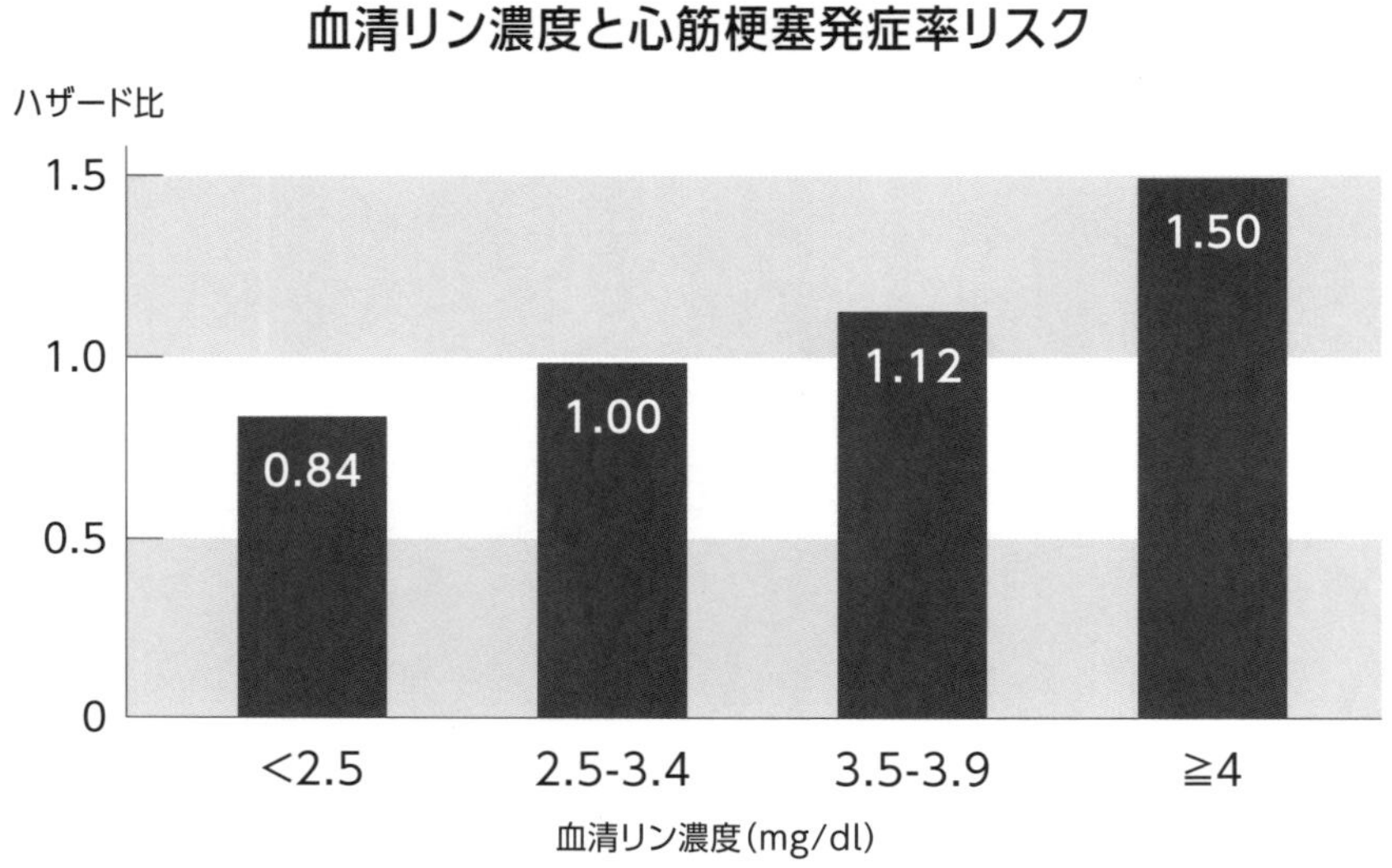

出典：Circulation. 2005;112(17):2627-33.（*20）

います。

食品添加物として使われている無機リンは、正確にはリン酸化合物です。リン酸ナトリウム、ピロリン酸ナトリウム、ポリリン酸ナトリウム、メタリン酸カリウムなど「リン」という名前が入っていればわかりやすいのですが、クエン酸ナトリウム、酸味料、pH調整剤、乳化剤、膨張剤、結着剤、かんすいなどもリンを含みます。これらの食品表示をよく確認して商品を選ぶ習慣が大切ですが、リンを含まない食品を見つけることのほうが難しいかもしれません。

無機リンの摂取をゼロにすることはできないので、リンの血中濃度が上がりすぎないようにコントロールすることが大切です。4mg／dℓを超えると心筋梗塞の発生率が1・5倍に跳ね上がるという研究報告もあるので、わたしのクリニックでは3・5mg／dℓを基準に、4mg／dℓを超えないようにアドバイスしています。(＊20)

◎有害金属を多く含む大型の魚

日本人にはマグロが好きな人が多いですが、前述したとおり、わたしは**マグロ、メカジキなど大型の魚は極力、口にしません。**海の食物連鎖の頂点にいるこれらの魚は、重金属の水銀を溜め込んでいるため、食べると直接それを摂取してしまうことになるからです。

プランクトンや藻をエサとする小魚や鮭は水銀の影響は少ないですし、サンマやイワシは生存期間が短いこともあり、水銀はそれほど多く蓄積していません。日常ではこうした近海物の魚を優先的に選び、水銀を多く含む大型の回遊魚はできるだけ避けるべきです。

◎農薬を使った食材

米も野菜も、一物全体食（ルール4）を考えるほどに**無農薬・減農薬**にこだわる必要がありそうです。米や野菜を育てる過程で使われる農薬の残留分から、**ヒ素**や**カドミウム**を摂取している場合が多いからです。野菜や果物の栽培過程でどのくらい使われているかに関心をもつことももちろん大切なのですが、「量と頻度」の観点からとくに気をつけるべきだと思うのは、**玄米**と**ワイン**です。

玄米は外皮に残った残留農薬をそのまま、しかも主食として毎日継続して摂取してしまうことになるからです。

ワインは国によって農薬使用や製造法についての規制がまちまちで、ワイナリーによってもかなり使われる量が違ってきます。未整備の環境のまま農薬をかけたブドウを皮ごと搾って製造された海外産の安価なワインは、有害金属を摂取するリスクが高い可能性があります。最近はビオワイン、オーガニックワインと呼ばれる自然派のワインも多く出回っているので、製造過程を調べるなど、品質を意識して選びましょう。

食材の質にこだわる

食材を選ぶ際、まずは旬を意識してほしいと思います。近年は、気候の変化や栽培・流通の発展などで、どの野菜もほぼ1年中いつでも食べられるようになりました。夏には夏野菜、冬には根菜など、その時期に採れるものを食べるしか選択肢がなかった時代とはライフスタイルそのものが変化していることも確かです。だからこそ、健康維持のためにも、より旬を意識することが大切だと思います。

夏には夏野菜を食べることで体を冷やす、冬には体を温める根菜を摂るといった本来の季節に沿った食べ方が健康な体をつくります。真冬にも関わらず、毎朝生野菜のスムージーや夏野菜であるトマトのジュースを飲むような習慣は、かえって体調を崩す原因になります。

ちなみに、**トマト**や**ナス**などナス科の夏野菜は、遅延型アレルギーを引き起こす代表的な食材でもあります。季節に関係なくこれらの野菜を食べすぎていることがこうしたトラブルにつながっているのではないかと危惧しています。欧米では「フードローテーション」といって、特定の食材を1年中食べるのではなく、多様な食材をローテーションさせて食べることが重要だと言われています。これはまさに日本の「旬」を意識する考え方に通じるものでしょう。

昔から「初ものを食べると長生きする」と言われるように、日本では「旬のもの」（季節ごとに食べ頃を迎える食材）、「初もの」（その季節に初めてできた野菜や果物）をおいしく食べる習慣が伝わっています。四季のある温暖な気候と南北に長い列島という地理的条件から、季節ごとに海や山から採れたさまざまな地域特産の食材に恵まれています。旬の食材は栄養価も高く、安価で出回るので、とくに野菜・果物・魚は旬のものを優先的に取り入れ、おいしさを味わいましょう。

冷凍食材で手間をかけずに栄養摂取

冷凍技術によって食材の栄養素をそのまま閉じ込めて保存することができるようになったのは、現代文明の恩恵です。従来、冷凍させると栄養素が失われてしまうため、栄養学的にはあまり冷凍は勧められていませんでした。凍らせるときに食材に含まれている水分が膨張して細胞の体積が増え、それを解凍する際に細胞膜が破れてドリップと呼ばれる汁が漏れ出てしまうからです。ドリップには栄養素も逃げてしまい、味や食感も損なわれます。

これに対して、食材の水分が凍る最大氷結晶生成帯（通常の場合-1～-5℃）を短時間のうちに通過するような方法で凍らせる急速冷凍技術や、食材の表面も奥も瞬間的に冷凍させる瞬間冷凍技術が発達してきました。

さらに、近年、冷凍装置内に磁場を発生させて水分子を細かく振動させながら冷やすことで氷の結晶を大きくしないように微小な粒の集まりのまま冷凍させる「CAS（Cells Alive System）冷凍」も登場しました。これなら細胞を傷つけることがないため、解凍してもドリップが出ず、栄養素の損失を最小限に抑えることができます。

収穫後すぐに瞬間冷凍された野菜は、栄養価が高いまま、長期保存できるようになりました。下処理済みで冷凍されていれば料理にも使い勝手がよく、便利です。

また、魚は生だと新鮮で消化も良い代わりに寄生虫のリスクがつきものですが、これを瞬間冷凍することで、味と栄養を保ちつつ寄生虫リスクも下げることができます。

見過ごされがちな「水」選び

軟水や硬水といった飲料水の「硬度」はカルシウムとマグネシウムの量を炭酸カルシウムの量に換算したものです。その算出基準は国によってまちまちですが、WHO（世界保健機関）のガイドラインによれば、以下のように分類されています。

●WHO（世界保健機関）の分類

軟水　60㎎／ℓ未満
中程度の軟水　60～120㎎／ℓ
硬水　120～180㎎／ℓ
非常な硬水　180㎎／ℓ以上

水に含まれるカルシウム、マグネシウムは土壌の岩石から溶け出したものなので、石灰岩地質の北米やヨーロッパの地下水は硬度の高い傾向があります。一方、水道水を含めて日本の水は軟水である場合が多いです。

硬水のほうがミネラルは比較的多く含まれていますが、常用するとカルシウムが過剰になりミネラルバランスを崩す恐れもあります。硬水はミネラル成分が濃いためクセがあり、料理の味にも影響します。日本人の場合、軟水のほうが飲んでも口当たりが軽くおいしく感じられる人が多いですし、料理にも使いやすいと言われています。

ミネラルウォーターは採取された土地の地質によって、含まれるミネラルのバランスがさまざまです。カルシウム、マグネシウムだけでなく、バナジウム、クロム、ケイ素、リチウム、硝酸成分や硫黄成分など微量に含まれる栄養成分のバランスで風味の違いが生まれます。好みの味で体調に合う水を探すとよいでしょう。

そのなかでもわたしが注目している成分は、**リチウム**と**ケイ素**です。電池の素材として知られるリチウムは、まだ未知の部分も多いミネラルですが、人間は２０００年以上前からリチウムを多く含む鉱泉を癒しの湯や飲用水として活用してきました。炭酸リチウムは躁うつ病の治療薬として19世紀から利用されています。必須ミネラルとは定義されていないものの、近年、人間の体にとっても非常に重要な働きをしていることが注目されつつあり、研究が加速しています。

例を挙げると、飲料水中のリチウム濃度が高いほど、犯罪率や自殺率が下がるという報告が複数あります。(＊21)また、自殺者の眼房水中のリチウム濃度は健常者の半分程度だったという東京都の報道発表も興味深いものです。(＊22)詳しいメカニズムの解明は今後の研究を待たなければなりませんが、微量のリチウムが不足することで、人間の脳になんらかの影響を与えるのではないかということは容易に想像できます。

リチウムの必要量は明らかになっていませんが、１日あたり１～５㎎程度で健康効果が期待できると考えられます。飲用水では石灰岩質から採れた湧水にリチウムが多く含まれている可能性がありますが、水質検査基準の項目にリチウムが含まれないために、あえて表示をしている商品以外は、含有量ははっきりとはわかりません。水以外の食品では、カタクチイワシのような小魚や海藻にリチウムが比較的多く含まれています。

もうひとつ、ケイ素は髪や爪、皮膚などの形成に関わるミネラルです。ケラチンと呼ばれるたんぱく質の結びつきを強くする働きがあります。また、ケイ素が有害金属の排出を促すという説もあります。（＊23）

とくに年齢とともに爪が割れやすくなった、髪の質が気になるようになったという人にとっては有益なミネラルです。ケイ素やシリカ（ケイ素を含む物質）を含む飲料水を利用してみるのもよいでしょう。

ただし、ケイ素もリチウム同様、必須ミネラルには定義されておらず、１日あたりどのくらい摂れば良いか、必要量や上限が明らかになっていません。１

〜2ヵ月継続して体調の変化を観察し、効果を感じられるかどうか見極めながら使いましょう。

油脂の中味を見極める

油（脂質）の中には健康に役立つものと、逆にリスクを高めるものが混在していますので、見極めが大切です。そもそも、脂質は木の実や動物の脂肪などから摂れるので、自然界の動物でわざわざ油脂だけを単独で摂取するのは人間だけです。風味をつけて料理をおいしくしたり、調理をしやすくする目的で使われている面があるということをまずは知っておくとよいでしょう。

健康の観点から見た油脂の選択は、「酸化されやすい脂肪酸の割合」がひとつのポイントになります。加熱すると油は酸化し、酸化した油を摂ることは体内の炎症を促進し、酸化させる（錆びさせる）要因になるからです。
加熱しても酸化されにくい油は、**バター、ラード、ヘット、ココナッツオイル、ギー**（バターから水分やたんぱく質を除いた脂）など、「常温で白く固まる脂」（飽和脂肪酸）です。飽和脂肪酸は長鎖脂肪酸、中鎖脂肪酸、短鎖脂肪酸に分けられ、なかでも中鎖脂肪酸は認知機能維持に役立つと言われているので、中鎖脂肪酸が主成分である**ココナッツオイル、MCTオイル**を摂るのは有用だと思われます。（＊24）

一方、「常温で液体になる油」（不飽和脂肪酸）は、時間とともに酸化されやすい性質があります。不飽和脂肪酸は一価不飽和脂肪酸（オメガ9）と、多価不飽和脂肪酸（オメガ3、オメガ6）に分けられます。植物油の中では**オリーブオイル、米油**がオメガ9（オレイン酸）を含む割合が高めで、比較的酸化に強い油と言えそうです。オリーブオイルについてはポリフェノール（色・苦味・辛味のもとになる抗酸化成分）による健康効果も期待できます。

オメガ3脂肪酸は酸化されやすいものの、体内の炎症を抑える作用がありま す。魚を食べることで直接EPA・DHAを含む魚油が摂取できます。また、エゴマ油やアマニ油に含まれるαリノレン酸も同じオメガ3脂肪酸で、これらは体内でEPA・DHAに変化すると考えられます。ただし、代謝酵素をもっているかどうかによって個人差もあるようです。オメガ3は加熱によって酸化しやすいため、できるだけ生で摂ることが大切です。

オメガ6脂肪酸はよほど偏った食生活でないかぎり、十分足りているはずです。オメガ6を含む紅花油、キャノーラ油、コーン油、大豆油、ごま油などは過剰摂取に気をつけましょう。

なお、油脂のなかでも、トランス脂肪酸はできるだけ避けるほうが賢明です。トランス脂肪酸は自然界でもごく微量に存在する脂肪酸ですが、マーガリン、ショートニング、業務用油などをつくる過程で生じます。不飽和脂肪酸に水素を添加したり、高温処理をしたりして脱臭する工程で生成され、通常の脂肪酸とは構造が異なります。善玉コレステロールを減らし、悪玉コレステロールを増やすなど健康への悪影響が報告されています。加工食品や菓子などにも**植物性油脂**という表記でトランス脂肪酸が使われていることがあります。

わたしは、バター、オリーブオイル、米油、ココナッツオイルを料理に合わせて使い、加熱しないドレッシングなどにはアマニ油も用います。オメガ6は風味づけにごま油を少量使うくらいです。

揃えたい調味料

味噌、醤油、酒、酢、みりんなど、どの家庭にもあるお馴染みの調味料は我が家にも常備しています。これらの多くは、麹菌を使った発酵調味料です。麹菌はもともと日本にしか生息していなかった珍しい生命体で、古くから日本人はこの菌の恩恵を受け継いできました。酒粕、塩麹なども含めて、まずは伝統的な発酵調味料を基本として活用したいものです。

味噌と日本人との関係は深く、縄文時代から味噌の原型がつくられていたという説もあるほどです。大豆を発酵させることで保存性を高めるだけでなく、消化吸収が難しい大豆の栄養を取り込みやすくした先人の知恵と言えます。現代でも、心臓血管疾患の予防効果や免疫力調整、発がん抑制など、さまざまな味噌の効果が報告されています。

味噌や醤油は料理の味が決まりやすいので重宝します。ただ、いつも和食の味付けでは飽きてしまうので、わたしは**カレー粉、オイスターソース、鶏がらスープ、五香粉**（ウーシャンフェン：中華ミックススパイス）なども使い、ワンパターンに偏らない味付けを楽しみます。**こしょう、わさび、からし**など微量の香辛料もミネラルが含まれていますし、塩分を減らすのにも役立ちます。

また、塩は昔ながらの製法で海水を天日で乾かしてつくられた**天然塩**を使います。天然塩にはナトリウム以外のミネラルも含まれているのですが、精製された食塩は99％以上が塩化ナトリウムで、貴重な海のミネラルが失われてしまっています。同様に、砂糖も精製された白砂糖ではなく、ミネラル分が残っている茶色い糖（黒糖、キビ糖など）を使っています。

第4章
消化力を高めて体の栄養になる食べ方

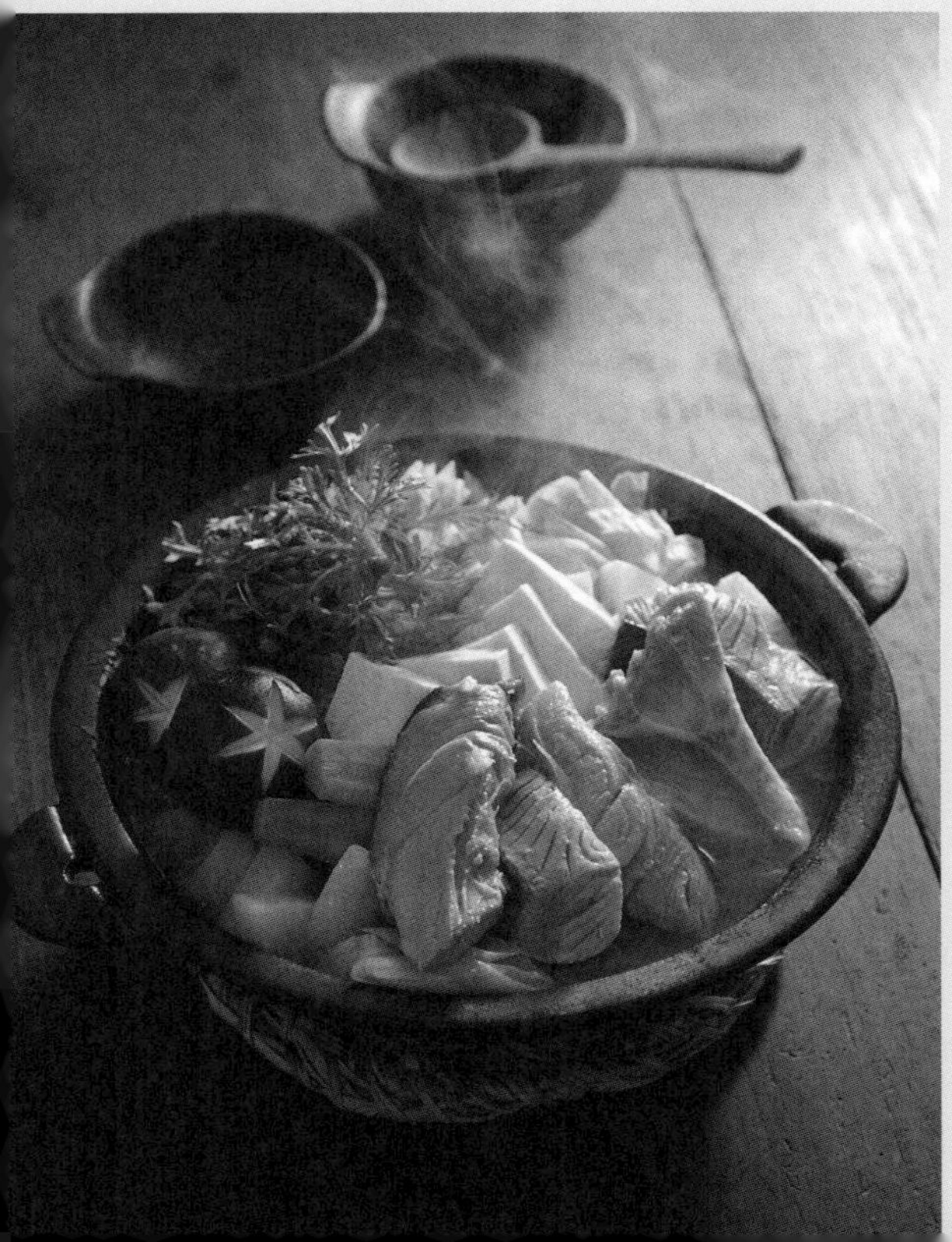

何を食べるかより「消化しやすいか」

わたしのクリニックでは毛髪分析により必須ミネラルの充足率を調べていますが、高齢の方ではほとんどのミネラルが不足している例も珍しくありません。食事で摂取するミネラルそのものが不足していたり、胃酸を抑える薬の服用によって消化が妨げられていることもありますが、**きちんと食べていても消化・吸収がうまくいっていないことがかなりの要因を占めている**のではないかと思います。

健康維持のためには、食べたものをきちんと消化してエネルギーとして利用することが重要です。「何を食べるか」が関心を集めますが、「消化しやすいか」は意外と食材選びの基準になりにくいのです。

水銀が異常に多く、必須ミネラルが足りていない患者例

Toxic & Essential Elements; Hair

TOXIC METALS			
	RESULT µg/g	REFERENCE INTERVAL	PERCENTILE 68th 95th
Aluminum アルミ (Al)	3.7	< 7.0	
Antimony アンチモン (Sb)	0.014	< 0.066	
Arsenic ヒ素 (As)	0.057	< 0.080	
Barium バリウム (Ba)	0.06	< 1.0	
Beryllium ベリリウム (Be)	< 0.01	< 0.020	
Bismuth ビスマス (Bi)	< 0.002	< 2.0	
Cadmium カドミウム (Cd)	< 0.009	< 0.065	
Lead 鉛 (Pb)	0.17	< 0.80	
Mercury 水銀 (Hg)	7.3	< 0.80	
Platinum プラチナ (Pt)	< 0.003	< 0.005	
Thallium タリウム (Tl)	< 0.001	< 0.002	
Thorium トリウム (Th)	< 0.001	< 0.002	
Uranium ウラン (U)	0.002	< 0.060	
Nickel ニッケル (Ni)	0.08	< 0.20	
Silver 銀 (Ag)	0.04	< 0.08	
Tin スズ (Sn)	0.05	< 0.30	
Titanium チタン (Ti)	0.19	< 0.60	
Total Toxic Representation		有害金属総合評価	

ESSENTIAL AND OTHER ELEMENTS			
	RESULT µg/g	REFERENCE INTERVAL	PERCENTILE 2.5th 16th 50th 84th 97.5th
Calcium カルシウム (Ca)	65	200– 750	
Magnesium マグネシウム (Mg)	6	25– 75	
Sodium ナトリウム (Na)	41	20– 180	
Potassium カリウム (K)	14	9– 80	
Copper 銅 (Cu)	10	11– 30	
Zinc 亜鉛 (Zn)	170	130– 200	
Manganese マンガン (Mn)	0.04	0.08– 0.50	
Chromium クロム (Cr)	0.42	0.40– 0.70	
Vanadium バナジウム (V)	0.044	0.018– 0.065	
Molybdenum モリブデン (Mo)	0.041	0.025– 0.060	
Boron ホウ素 (B)	0.38	0.40– 3.0	
Iodine ヨウ素 (I)	0.47	0.25– 1.8	
Lithium リチウム (Li)	0.009	0.007– 0.020	
Phosphorus リン (P)	132	150– 220	
Selenium セレン (Se)	0.75	0.70– 1.2	
Strontium ストロンチウム (Sr)	0.09	0.30– 3.5	
Sulfur 硫黄 (S)	43400	44000– 50000	
Cobalt コバルト (Co)	0.003	0.004– 0.020	
Iron 鉄 (Fe)	4.7	7.0– 16	
Germanium ゲルマニウム (Ge)	0.033	0.030– 0.040	
Rubidium ルビディウム (Rb)	0.013	0.011– 0.12	
Zirconium ジルコニウム (Zr)	0.026	0.020– 0.44	

出典：満尾クリニック

有害金属の蓄積もなく、必須ミネラルも足りている健康な患者例

Toxic & Essential Elements; Hair

TOXIC METALS			RESULT µg/g	REFERENCE INTERVAL	PERCENTILE 68th 95th
Aluminum	アルミ	(Al)	2.5	< 7.0	
Antimony	アンチモン	(Sb)	0.047	< 0.066	
Arsenic	ヒ素	(As)	0.036	< 0.080	
Barium	バリウム	(Ba)	0.17	< 1.0	
Beryllium	ベリリウム	(Be)	< 0.01	< 0.020	
Bismuth	ビスマス	(Bi)	0.007	< 2.0	
Cadmium	カドミウム	(Cd)	0.014	< 0.065	
Lead	鉛	(Pb)	0.34	< 0.80	
Mercury	水銀	(Hg)	0.45	< 0.80	
Platinum	プラチナ	(Pt)	< 0.003	< 0.005	
Thallium	タリウム	(Tl)	< 0.001	< 0.002	
Thorium	トリウム	(Th)	< 0.001	< 0.002	
Uranium	ウラン	(U)	0.002	< 0.060	
Nickel	ニッケル	(Ni)	0.08	< 0.20	
Silver	銀	(Ag)	0.06	< 0.08	
Tin	スズ	(Sn)	0.14	< 0.30	
Titanium	チタン	(Ti)	0.19	< 0.60	
Total Toxic Representation				有害金属総合評価	

ESSENTIAL AND OTHER ELEMENTS			RESULT µg/g	REFERENCE INTERVAL	PERCENTILE 2.5th 16th 50th 84th 97.5th
Calcium	カルシウム	(Ca)	218	200– 750	
Magnesium	マグネシウム	(Mg)	16	25– 75	
Sodium	ナトリウム	(Na)	21	20– 180	
Potassium	カリウム	(K)	43	9– 80	
Copper	銅	(Cu)	9.1	11– 30	
Zinc	亜鉛	(Zn)	170	130– 200	
Manganese	マンガン	(Mn)	0.17	0.08– 0.50	
Chromium	クロム	(Cr)	0.34	0.40– 0.70	
Vanadium	バナジウム	(V)	0.014	0.018– 0.065	
Molybdenum	モリブデン	(Mo)	0.034	0.025– 0.060	
Boron	ホウ素	(B)	3.3	0.40– 3.0	
Iodine	ヨウ素	(I)	0.83	0.25– 1.8	
Lithium	リチウム	(Li)	0.010	0.007– 0.020	
Phosphorus	リン	(P)	129	150– 220	
Selenium	セレン	(Se)	1.2	0.70– 1.2	
Strontium	ストロンチウム	(Sr)	0.39	0.30– 3.5	
Sulfur	硫黄	(S)	44000	44000– 50000	
Cobalt	コバルト	(Co)	0.004	0.004– 0.020	
Iron	鉄	(Fe)	7.4	7.0– 16	
Germanium	ゲルマニウム	(Ge)	0.032	0.030– 0.040	
Rubidium	ルビディウム	(Rb)	0.069	0.011– 0.12	
Zirconium	ジルコニウム	(Zr)	0.096	0.020– 0.44	

出典：満尾クリニック

年齢とともに、どうしても消化力は衰えるので消化できないほど食べすぎれば、使われなかった余分な栄養素は老廃物となって体に負担をかけてしまいます。とくに、たんぱく質を増やそうとして、肉ばかり食べたり、サプリメントのプロテインに頼るような食生活には注意が必要です。

なぜ消化力は衰えるの？

私たちが食べた食べものは、口の中で小さく噛み砕かれ、まず唾液と混ざります。唾液にはアミラーゼという分解酵素が含まれ、でんぷんをより吸収しやすいマルトースなどの糖質へ変化させます。

飲み込んだものは喉から食道を通って胃へ進みます。胃では酸性度の高い胃液が分泌され、これにはペプシンというたんぱく分解酵素も含まれています。胃はぜん動運動と呼ばれる動きを繰り返し、２～３時間かけて食べものをさらに細かく分解しながら腸へと移動させていきます。

腸の入り口にある十二指腸で消化酵素を含む膵液や胆汁を吹きかけられた食べものは小腸へ運ばれ、３～15時間かけて吸収されます。小腸の壁には無数のひだがあり、その表面にはさらに１㎜の小さな突起（絨毛）が約３００万本敷き詰められています。

これは養分を吸収する植物の根の構造とよく似ています。絨毛から吸収された栄養分は血管に入り、血液として全身に運ばれ、エネルギーや体の材料として利用されます。残ったカスに含まれるさまざまな成分は大腸の腸内細菌が分解し、カスが大腸を通過するうちに水分が吸収され、固められて最終的に便が形づくられていきます。

これが消化・吸収の仕組みです。消化の際には酵素が重要な働きを担っていますが、酵素の分泌は年齢とともに減少します。高齢になると揚げ物を食べられなくなったり、量を多く食べられなくなると感じるのは、そうした理由からなのです。

◎消化酵素をサポートする

消化酵素の働きを助けるのはミネラルですから、野菜などからミネラルを適切に摂取することが大切です。また、消化酵素そのものではありませんが、生の食材には消化を助ける酵素が含まれています。納豆、キムチ、味噌などの発酵食品にも酵素は豊富です。

ちなみに、巷では「酵素ドリンク」も健康食品として注目されていますが、これは野菜、果物、海藻など多種類の食材を長期間発酵・熟成させてつくられる食品で、酵素そのものを十分に補えるわけではありません。多くは最終的に熱処理をおこなっているため、生きた酵素を摂れる可能性は少ないです。栄養素が凝縮された健康食品のひとつと考えましょう。また、食事を水と酵素ドリンクに置き換えてファスティング（断食）に取り入れる人もいますが、ファスティングの適切な方法については医学的にほとんど検証されていません。

酵素ドリンクは製品によって成分も価格もまちまちです。糖質量が高い甘い酵素ドリンクを常用して血糖値が上がってしまう例もあります。利用する場合は成分や製法をよく見極め、目的に合うものを選ぶ必要があります。1～2ヵ月試して効果が感じられなければ漫然と費用を費やすことのないよう、慎重に利用しましょう。

なお、食事内容を工夫しても消化しづらいときは、消化酵素を医薬品で補うこともできます。内科で処方される場合があるので、主治医の先生に相談してみてください。海外では消化酵素のサプリメントも販売されていますが、日本では市販されていないので、こうしたサプリメントを扱う専門の医療機関に相談してみてください。

消化力を保つために必要なこと

まず、普段から量を食べすぎないことです。空腹感がないときには無理に食べなくてもよいので、お腹が空いてから食べるようにしてみてください（ルール1）。空腹感というのは、「食べ物を消化する準備ができました」という体からのサインです。

高齢になると「空腹感があるのに消化できない」ということも増えてきます。その場合は、消化力に応じた食事内容に変えてみましょう。もし、若いお孫さん世代と同居しているなどで、動物性たんぱく質・動物性脂肪中心の食事をとっているとしたら、もっと消化しやすい内容に変えてみてください。たんぱく質で言えば、加熱するとたんぱく質は消化しづらくなります。いちばん消化にいいのは「生」。魚の刺身などです。また、たんぱく質と脂肪の割合を減らして糖質の割合を少し増やしてもよいかもしれません。必ずしも全員が同じものを食べなくてはならないわけではなく、高齢者には高齢者向きの食事内容があります。

空腹感がないのに朝、昼、晩、間食と食べ続ける食生活では、肝臓、腎臓などの臓器は休みなく働き、大きな負担を強いられます。腎機能が低下する慢性腎臓病（CKD）や透析を必要とする人が増えているのも、長年、腎臓が傷めつけられていることと無関係ではないでしょう。

栄養学の世界では、食べたものの残りが**16時間以内に排出されるのが理想的**だとされています。便秘がさまざまな悪影響をおよぼすことは知られていますが、少なくとも24時間以内には出るくらいのペースで毎日の排泄ができないと、不要なものが溜まり、なんらかの不調につながるリスクが高まります。

排泄力を高めて巡りをよくする

人間の体はよくできていて、有毒なものは無毒化して排出する仕組みを備えています。食べものを消化・吸収して取り入れた栄養分や水分は、必ず肝臓に運ばれ、アルコールを分解したり、毒性の高いアンモニアを尿素に変えたりと、肝細胞がもつ酵素によって有毒な物質を解毒します。そして、肝臓で変換された尿素や、水、酸素などを含む血液が心臓へ運ばれ、心臓がポンプの役割を果たして肺や全身の細胞に送られます。血液が腎臓に辿り着くと、全身を何回も巡っているうちに溜まった不要な物質が濾過《ろか》され、ここで必要な栄養分をふたたび吸収したあと、残った液体が尿として排出されます。

消化力を上げる食生活は、不要なものを出す力（排泄力）も高めることにもつながります。

老廃物の大半が便とともに排泄されることを考えると、栄養を摂ることと同じくらい、排泄がうまくいっているかを考える必要があります。健康を維持するには便秘にならないことです。便秘を防ぐためには、まず、ルール6のように発酵食品や食物繊維の豊富な野菜、きのこ、海藻類を積極的に摂り、腸内環境をよくすることが役立ちます（これについては後で詳しく述べます）。

また、水分を十分に摂取することも排便・排尿を促し、汗腺から毒素を排出することにつながります。

皮膚の毛穴（汗腺）からは、暑いときに汗として不要な熱を排出するとともに、不感蒸泄といって汗をかいていないときでもミネラルと水分が蒸発しています。ですから、汗腺がよく働くように保つこともデトックスを促す意味では大切な習慣です。軽い運動や入浴などで汗をかきやすい体を維持しましょう。

人間の組織で穴が開いているところはすべて排出器官という考えもあり、大腸、肛門、皮膚のほか、子宮、呼吸器も排出器官にあたります。呼吸によって不要な二酸化炭素を吐き出すこともデトックスなので、深い呼吸を心がけるのもおすすめです。

「呼吸」という言葉はよくできていて、「呼気（吐く息）」が先にきています。「吸って、吐く」の順ではなく、「吐いて、吸う」を意識しましょう。まず体の中の息を長く吐いて空っぽになったところに、自然と吸気（吸う息）が入ってくるのです。

第3章でご紹介したように、食べもので硫黄を含む食材（にんにく、しょうが、玉ねぎ、卵、ブロッコリーなど）を摂ることや硫黄温泉につかることも、デトックスの助けになりそうです。

また、有害金属の排出を担うメタロチオネインというたんぱく質は、普段は亜鉛と結合して体内に存在しています。亜鉛を十分に摂取することも大切です。こうしたさまざまな工夫で、不要なものが溜まらない「巡りのよい体」をめざしましょう。

腸内環境は健康の要

食べすぎや消化力の衰えにより消化しきれない余分な食べ物は、胃に溜まって消化不良（胃もたれ、胸焼け、吐き気など）の状態となります。時には逆流して食道に炎症を引き起こすこともあります。未消化のまま大腸まで運ばれるものが増えれば、腸内細菌叢のバランスが崩れ、便秘やさまざまな不調につながりやすくなってしまいます。消化・吸収・排泄の循環をスムーズに巡らせるためにも、腸内環境を改善する「腸活」が重要な鍵を握ります。

健康な日本人の腸内には平均で約１０００種類、約１００兆個もの腸内細菌が棲みついていると言われ、重さにすると１～２kgにもなります。そして、驚くべきことに腸内細菌は人間の細胞にある遺伝子の１００倍もの遺伝子をもっています。「脳腸相関」と言われるように、腸内細菌が脳のさまざまな情報交換に作用していることもわかってきました。人間の感情や行動すら腸内細菌によって動かされているという説もあるほど、腸内環境は私たちの健康に大きな影響をおよぼしています。「肚の虫がおさまらない」「肚を割って話す」「肚が座る」と、日本語には腸内細菌叢との関係を示唆するような表現がいくつも見られるように、昔から日本人は腸内環境が健康の要だと知っていたのかもしれません。

◎「腸内細菌の多様性」と「短鎖脂肪酸」に注目

近年、遺伝子解析の技術が発達して腸内細菌の研究が飛躍的に進み、「多様な細菌が豊富に存在する」のが健康な腸であるとわかってきました。腸の中に棲むさまざまな細菌同士はつねに〝陣取り合戦〟をしていて、ある種類の細菌は、ある細菌に対してとても強く、別の細菌には弱いというように、微妙な関係で存在しています。ですから、一概に善玉菌、悪玉菌と区別できるわけではなく、さまざまな種類の細菌が良い働きも悪い働きもしながら共生しているのが健康的な腸内環境です。
反対に腸内細菌の多様性が奪われると、〝陣取り合戦〟によりどんどん特定の菌だけに偏っていき、それが免疫系に悪影響をおよぼし、さまざまな不調につながると考えられています。

漢方の世界では腸を土に例えることがあるのですが、細菌が多様であれば健康でいられるというのは、土壌も同じです。土壌学者の横山和成《よこやまかずなり》先生は、微生物の多様性と活性度が高い土が健康な良い土であることを明らかにされました。(＊25)土壌の微生物が減れば植物の根が傷んで育たなくなる一方、たくさんの種類の微生物が活発に働く土壌から窒素とミネラルを取り入れた野菜はよく育ちます。土壌微生物も腸内細菌も、そして人間社会も共通して多様性が重要というのは、じつに興味深い事実です。

もうひとつ、腸内細菌そのものだけではなく、食べ物を代謝する際に腸内細菌がつくり出す物質についても研究が進んでいます。なかでもビフィズス菌や酪酸産生菌などがつくり出す「短鎖脂肪酸」（酪酸、酢酸など）は、腸の細胞のエネルギー源として使われるほか、体内の炎症を抑えたり、免疫を調整する作用もあることがわかっています。

このほか、ビタミンやセロトニンなどの神経伝達物質も腸内細菌の作用によって腸でつくられています。腸内環境がよく、こうした物質が増えれば健康へのメリットが大きくなりますが、人体にとって有害な物質（アンモニアなど）をつくり出す菌もいるので、腸内環境が悪くなれば有害な物質が増え、なんらかの疾患につながるリスクが高くなります。

ある研究では、人間が保有する腸内細菌の種類がどんどん減ってきていることが指摘されています。（＊26）仮に母親に１０００種類の菌が棲んでいるとすると、その子どもは１００種類に、孫は10種類にと、世代ごとに10倍単位の劇的変化が起きていると言われます。理由として菌を殺す抗生物質の多用が影響していると考えられます。

抗生物質の6～7割は畜産に消費されている現実があります。腸内細菌叢が変化する原因はこれだけではありませんが、食生活の変化も少なからず影響しているのではないでしょうか。

このまま腸内細菌の多様性が失われ、一定の種類の細菌しかいなくなれば、新たな外敵の侵入に対抗する免疫の力が弱体化してしまいます。実際に、大腸炎や大腸がん、糖尿病、肝臓がん、動脈硬化、アレルギーなど、現代病と言われる病気の多くは腸内細菌叢の変化が関係していることもわかってきました。

腸内細菌叢のバランスを保つには

では、腸内細菌の多様性を守り、よい腸内環境を保つにはどうしたらよいのでしょうか。私たちが日常の食事でできることは、**発酵食品**と**食物繊維**を摂ることです（ルール6）。

発酵食品は腸内細菌の代わりとなる働きをして腸内環境を改善したり、腸内細菌を刺激する役割を果たします。ヨーグルトなどに含まれる乳酸菌が腸内環境を改善することは知られていますが、伝統的に麹菌由来の発酵食品を食べてきた日本人の腸には、それがエサになって増えるような腸内細菌が多いと考えられているので、味噌、醤油、ぬか漬けなど**麹菌由来の発酵食品を優先的に摂る**ことをおすすめします。これらの発酵食品には麹菌のほか乳酸菌や酵母なども多く含まれていて、腸内環境の改善に役立ちます。

また、食物繊維のように消化・吸収しにくいものを腸内細菌がエサとして代謝することで、短鎖脂肪酸が産生されます。好みのエサは腸内細菌によって異なりますので、さまざまな食材から脂溶性・水溶性の食物繊維を摂りましょう。

さらに、さまざまな**野菜から抗酸化成分を摂取する**ことも腸内環境にとってはプラスに働きます。食べたものが酸化されれば腐敗して腸内環境の悪化につながる可能性があるからです。

一方、糖分を摂りすぎれば糖分を好む菌が、たんぱく質を摂りすぎればそれを好む菌が増殖します。塩分、動物性脂肪も同様です。これらは過剰摂取に注意しましょう。

腸内細菌叢のバランスは100人いれば100通りです。同じ食品を食べても、その効果は人によって違います。「これを食べると調子が良くなる」と体感できる、自分の腸内細菌に合う食材探しを発酵食品や食物繊維からしてみてください。

これら優良な腸内細菌のエサは食べ合わせとしても工夫できます。焼き肉にキムチは理にかなった食べ合わせで、発酵食品であるキムチは動物性脂肪の多い肉による腸内環境への悪影響を抑える働きができます。ヨーロッパでソーセージと一緒にキャベツを乳酸発酵させたザワークラウトを食べるのも、「肉の毒消し」と言われています。

「天然」「自然」＝安全ではない

「腸活」ブームもあって、発酵食品を手作りする人も増えてきました。発酵食品が注目を浴びるのはいいことだと思いますが、「発酵」と「腐敗」は紙一重です。市販されているパン、酵素ドリンク、ワインなどのなかにも、「自然酵母」「天然酵母」などの表示が安全・安心をアピールする目的で使われていることがあり、商品選びを難しくしている現状があります。

そもそも生きた微生物である酵母に天然も人工もありませんし、自家製の発酵種も管理が悪ければ雑菌が混入するリスクが高いのです。自然の山から採れたきのこには毒きのこもあり、海から採れた天然の魚には寄生虫がいることもあるように、必ずしも「天然」「自然」＝安全ではありません。少なくとも、家庭で名前も知らない酵母を自家培養することは、有害かどうかわかっていない微生物を体の中に入れることになるため慎重になるべきです。酵母が欲しい人は、公益財団法人日本醸造協会が頒布する酵母を使用するのもよいでしょう。

おそらく、昔の人々は目の前の腐ったような食品が食べられるものなのかチャレンジしながら、時には犠牲のうえに安全性と製法が定着してきたのが発酵食品だと思います。発酵文化とは、そうした奥深いものなので、なるべく定着して伝え残されている発酵食品を活用することをおすすめします。

食べる時間をコントロールする

消化・吸収・排泄という生理機能は、「日内変動」と呼ばれる体のリズムによって変化します。このリズムに合わせて食べる時間をコントロールすると、消化から排泄までの巡りがよりスムーズになります。

1日のうち**午前中（午前4時から正午ごろ）はおもに排泄の時間帯**です。朝、起きたらまず排泄を終え、それから炭水化物をメインに軽い朝食を摂るのがよいでしょう。ここでたくさん食べてしまうと排泄に向けられるエネルギーが消化に回ってしまい、胃腸の負担が大きくなります。

午後（正午から午後8時ごろ）は消化の時間帯です。昼食はたんぱく質をメインに脂質・炭水化物・食物繊維が加わるようにしっかり食べます。

そして、**夜（午後8時以降）は吸収の時間帯**です。夜にたくさん食べると栄養やカロリーを吸収して太りやすくなります。たんぱく質と食物繊維を中心に、脂質・炭水化物は控えめに、寝る2〜3時間前までに軽くすませるようにしましょう。

また、夜に食物繊維を摂ると腸内環境が整い、翌朝の便通がよくなります。このように「朝は軽く、昼しっかり、夜は軽く」食べるのが生理機能に見合った食べ方になります。

わたしは、**目覚める時間に空腹感を伴う**ように食事の時間をコントロールしています。夜7時ごろに夕食を軽めにすると、朝6時前後になるとお腹が空いてきます。朝食はご紹介した納豆茶漬けなど(炭水化物＋発酵食品)で1日を始めます。前日に会食などで少し多めに食べたときは、翌朝は食事を抜くか食べる時間を遅らせるなどで調節しています。

空腹感がいつ出るかは人それぞれなので、一律に何時間空ければよいかは決められません。前日の夕食を何時ぐらいに、何をどのくらい食べているか、それによって朝どのくらい空腹感があるかをモニタリングしてください。

◎食事の間隔が空くときは間食もうまく利用する

昼食を12時ごろに食べて、夕食が20時以降になるような場合、夕方16〜17時ごろに集中力が低下したり、ひどいと手が震える人もいます。食後の血糖値が急激に上がった反動で、4~5時間後に今度は血糖値が下がりすぎてしまうために、このような症状が起こっているのかもしれません(反応性低血糖症)。

補食をすることで血糖値が下がりすぎないようにサポートできますし、検査によって低血糖を起こしているかはわかります。午後に耐えがたいほどの眠気がある、集中力が著しく落ちてしまうという人は医療機関に相談してみてください。

サプリメントで不足しがちな栄養素を補う

日常の食事で十分な栄養素が摂れていれば、サプリメントを使う必要はありません。しかし、第1章でお伝えしたように、現代人の食の偏りや食材自体に含まれる栄養素が減っていることから、食事だけで栄養バランスを満たすのは難しくなっています。不足しがちな栄養素を補うためにはサプリメントを推奨します。

ただ、必要な栄養素やその量は個人差も大きいため、できれば客観的なデータから自分の状態を把握したうえでサプリメントを活用してください。血液検査をせずに自己判断でサプリメントを長期間飲み続けると、肝臓や腎臓に負担をかけてかえって危険なケースもあります。薬を服用している場合は飲み合わせが影響する場合もあるので、必ずかかりつけ医に相談してください。

◎マルチビタミン・ミネラル

これからサプリメントを始める人が最初に試す王道がマルチビタミン・ミネラルです。多種類のビタミン、ミネラルがまとめて摂取できるので、全体の栄養状態を底上げする目的で使えます。

なんとなく体がだるい、疲れやすいなど、栄養不足によって細胞のエネルギー（ATP）産生がうまくいっていないことが考えられる場合には、マルチビタミン・ミネラルで驚くほど改善することも多いです。

ただし、製品によって配合されている栄養素の種類や配合はまちまちです。吸収率にも個人差がありますので、表示をよく見極め、効果が実感できなければ違う種類のものに変えてみましょう。

◎ビタミンD

ビタミンDは日光に当たるか、魚を食べることによって体内で合成されますが、年代を問わずほとんどの人で不足しています。**ほぼ全員がサプリメントで補うべき栄養素**だと考えています。医学的には成人で30ng／mℓ以上が至適濃度とされていますが、これを維持するには1000〜3000IU／日のビタミンD3をサプリメントで補充することが必要です。

ビタミンDにはD2とD3がありますが、人体でつくられるD3を選びましょう。ビタミンDのサプリメントを補うタイミングは、日照時間に合わせて午前中にとることがおすすめです。就寝前にビタミンDを服用すると、睡眠の妨げになる場合があります。

日照時間の短い秋から冬は、日光を浴びて合成されるビタミンDの量も少なくなるため、サプリメントは尚更必要です。

また、脂溶性ビタミンであるビタミンDは、脂肪組織に溶けるため、肥満の人は一般の人より多くのビタミンDを必要とします。肝機能障害がある人も、肝臓で代謝される割合が減るため多くのビタミンDを補充する必要があります。

◎亜鉛

亜鉛は200種類以上の代謝酵素に関与しており、ミネラルのなかでも中心的な役割を果たす、非常に重要な栄養素です。

日本人は成人で1日あたり11mgが推奨量とされていますが、平均で8・4mgしか亜鉛が摂れていません。亜鉛は**有害金属を排出するためにも欠かせない栄養素**ですから、不足すれば体調不良を引き起こすだけでなく、有害金属も溜まりやすくなってしまいます。

亜鉛は牡蠣やレバーなどに多く含まれていますが、毎日食べる人はほとんどいないと思います。食品だけでは意外と摂りづらい一方で、加齢やアルコール代謝など不足する要因はたくさんあります。15〜30㎎／日を目安にサプリメントで補充するとよいでしょう。ただし、過剰摂取が続くと銅や鉄の吸収を妨げるリスクもあります。上限を守ってください。

最近は、医学的にも亜鉛の欠乏症が注目されるようになり、亜鉛の製剤を保険診療の範囲内で処方できるようになりました。医薬品で補うという選択肢もあります。いずれにしても、医師の指導のもとにコントロールすることをおすすめします。

◎抗酸化成分

体の錆び（酸化）を抑える抗酸化成分は、さまざまな野菜を食べることで摂取できます。野菜不足の人は抗酸化成分も足りていない可能性が高いため、サプリメントを検討してもよいでしょう。

抗酸化成分にはさまざまな種類がありますが、ひとつの成分に偏らず、水溶性・脂溶性の両方から多種類を取り入れるのがコツです。

水溶性の抗酸化成分の代表格は**ビタミンC**です。3〜4時間で体外に排出されますから、1日2〜3回に分けてこまめに補給しましょう。

一方、脂溶性の抗酸化成分は、**ベータカロテン、ビタミンE、アスタキサンチン**などです。脂溶性の成分は体に溜まっていきます。

脂と一緒に摂ると吸収率が高まるので食事と一緒に摂るとよいでしょう。

抗酸化成分のなかでも**コエンザイムQ10**（細胞のミトコンドリアの機能を保つために重要な抗酸化物質）は基本的には脂溶性ですが、最近では水溶性の特性をもつ形態も開発されています。

加齢とともに減ってきますが食品に含まれる量は少ないため、補充するならサプリメントを利用することをおすすめします。

◎プロテインよりアミノ酸のサプリメントを

1日あたりのたんぱく質の摂取量は、**体重（kg）×0・8**が目安です。体重60kgの人であれば48ｇになります。肉や魚などには重量の約20％のたんぱく質が含まれています。1日48ｇのたんぱく質を摂るためには肉、魚で240ｇを食べる必要があります。食の細い高齢者では意外と難しいことかもしれません。

しかし、わたしはたんぱく質（プロテイン）をサプリメントで補うことはすすめていません。その理由は、リン酸化合物や人工甘味料などの添加物が加えられている製品があることと、消化のために臓器に負担がかかることです。高齢者では消化酵素の分泌量が減っていることも多いです。消化しきれない過剰なたんぱく質は腸管内でアンモニアを増やし、腸内環境を悪化させますし、これを処理するために肝臓や腎臓に負担をかけることになります。

たんぱく質の血中濃度が不足してサプリメントからの摂取を考える場合でも、プロテインよりアミノ酸をおすすめします。プロテインはアミノ酸に分解されて吸収されるため、消化の負担が軽くなり、効率的に栄養分が利用できます。

◎必要に応じてEPA・DHA（魚油）、DHEAなども

当院では、血中濃度を測ってみて必要があれば、マグネシウム、EPA・DHA（魚油）などのサプリメントを検討する場合もあります。マグネシウムはミネラルウォーターや緑の濃い野菜から、EPA・DHAは魚から摂れますので、食事を改善することが前提です。

また、ホルモンのサポートとしてDHEAのサプリメントを使うことも多いですが、DHEAはステロイドホルモンの一種なので、日本国内では市販されていません。使用にあたっては医師の指導のもとで慎重におこなってください。

第5章
食に関するさまざまな疑問

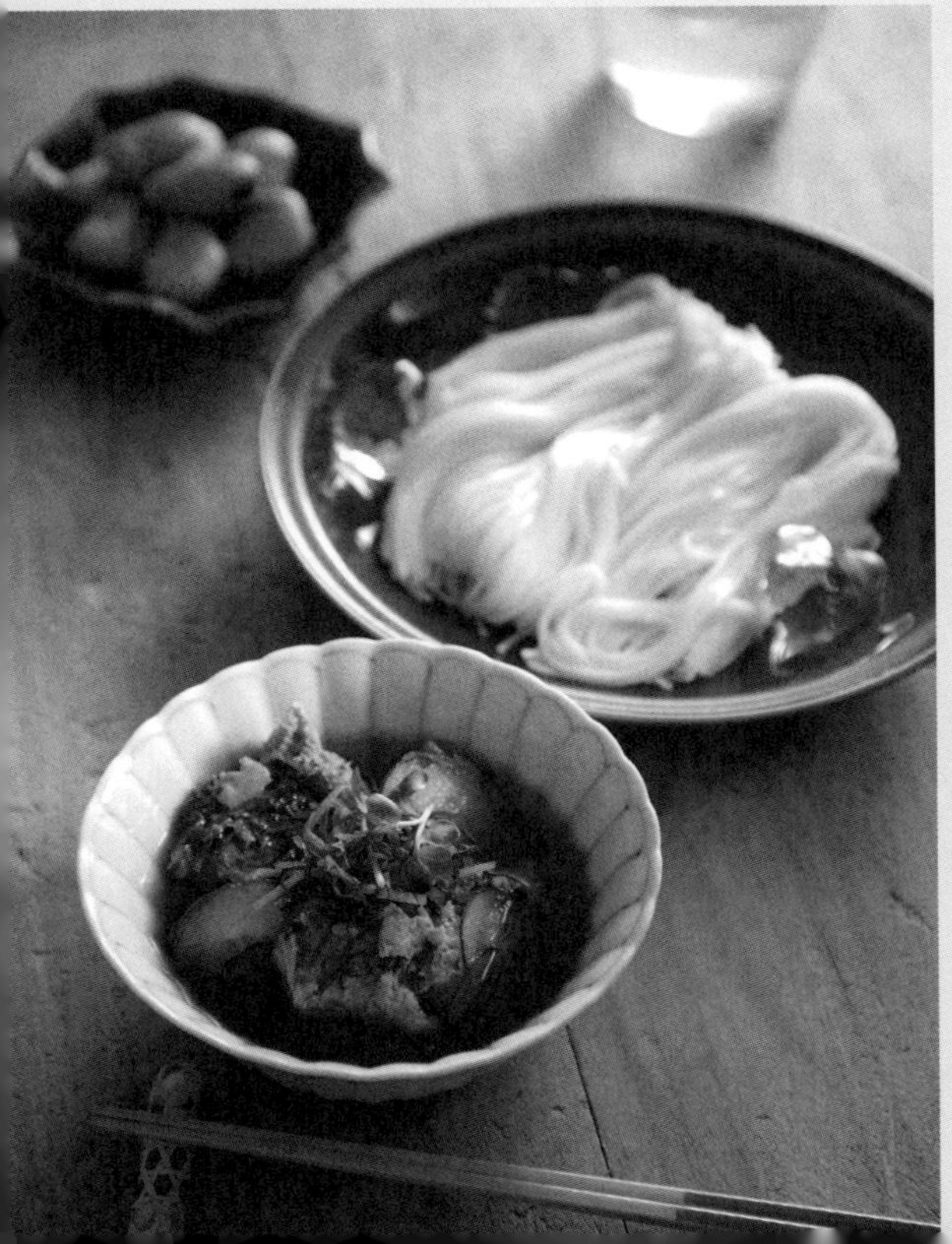

Q 甘いものが大好きでやめられません

A ミネラル不足を疑いましょう。たとえば「シュガークレイバー」といって、空腹であるかどうかは関係なく脳がつねに甘いものを欲してしまうような場合、ミネラルの充足率を毛髪検査で見てみると、しばしばクロムやバナジウムが足りていないことがあります。甘いものばかり食べてミネラルが不足すると、余計に甘いものをやめられなくなる悪循環に陥ります。

逆にミネラルのバランスが取れてくれば、自然と甘いものへの欲求が減って、あまり手が伸びなくなるはずです。日常の食事で野菜や海藻などからミネラルを補給するとともに、間食なら甘いものに替えて小魚を丸ごと食べられるようなおやつを選ぶとよいでしょう。

Q 少量のアルコールは体にいいってほんとう？

A

多量の飲酒はがんの発症を促すことが指摘されている一方で、適量の飲酒はメンタルストレスを解消し、心血管疾患の発症を抑える可能性も指摘されています。飲酒と健康については、有史以来、さまざまな議論が続いていて、なかなか結論が出ない問題です。わたしは「飲酒量を適度にコントロールできるかどうか」が分かれ目だと思っています。そして、適量というのは個人差が大きいのです。

アルコールの分解能力は遺伝子のタイプによって、効率よく分解できるタイプ（いわゆる酒豪）、まったく分解できないタイプ（いわゆる下戸）、その中間タイプに分けられます。

まずは自分の体質を把握しましょう。なかでも中間タイプの人は、少量のアルコールで顔が赤くなるけれども習慣によってある程度飲めるようになります。

飲めるように見えても分解速度は遅いので、長時間アルコールの影響が残ります。できるだけ1日1合程度にとどめることをおすすめします。

お酒は飲み始めると適量で我慢することができなくなるのが難点ですが、やはり健康のためには適量飲酒をお忘れなく。ちなみに私自身は、飲酒は2合程度までと決めています。

Q 血圧が高めですが、塩分が恋しくなってしまいます

A 日本人の平均塩分摂取量は約10gと、1日の目標量（「日本人の食事摂取基準」2020年版：男性7・5g未満、女性6・5g未満）よりかなり多い現状があります。じつは高血圧学会では6g未満、WHO（世界保健機関）

では5g未満と、より厳しい基準を定めており、それには遠くおよびません。塩分は高血圧を招き、心血管疾患のリスクにつながるということで厳しく塩分制限をされている方も多いようです。

しかし、過度に塩分を制限しすぎると、とくに高齢者の場合は体内の塩分濃度が維持できなくなって健康リスクが高まることもあります。当院でも、血圧の数値を気にするあまり塩分を制限しすぎた結果、低ナトリウム血症で体調を崩してしまった方がいました。

とくに気温が高くなる夏期は、汗から塩分やマグネシウムなどのミネラルが失われやすくなるので、適度に塩分を補給することはとても重要になります。

ほかのミネラルと同様に、塩分についても、自分の味覚を感じながら、体調に合わせて「その人にとっての適度な塩分量」が大切だとわたしは考えています。あまりにも塩分欠乏感があるようだと、体からのサインかもしれないので、少し塩分の摂取量を増やしてみてもいいかもしれません。

ただし、血中の塩分濃度の高い状態が続けば、マグネシウムなどほかのミネラルが体外に押し出されてしまうなどバランスを崩す可能性もあります。制限なく好きなだけ増やしてもいいというわけではありません。担当医と相談しながら慎重にコントロールしてください。

ここまで説明したようにミネラル摂取を意識しながら、欠乏感がなくなるちょうどよいバランスを見つけてください。補給する塩は、ナトリウム以外のミネラルも多く含まれている**天然塩**を選ぶことをおすすめします。こしょう、わさび、辛子など微量の香辛料を調理に活かせば、ミネラルも摂取でき、塩分のコントロールにも役立ちます。

Q 間食は避けるべきですか?

A 間食は内容や量、頻度をコントロールしながら、うまく取り入れることが大切です。スナック菓子なら**ナッツ**や**小魚**に置き換えてみましょう。さまざまな栄養素を補給できます。

ナッツは健康効果について多くの研究があり、ビタミンE、食物繊維、カルシウム、カリウム、マグネシウム、葉酸などを含んでいます。小魚にもEPAやミネラルが豊富で一物全体食が叶います。

甘いものを食べるときは、**コーヒー**、**紅茶**、**緑茶**などと一緒に摂るようにしましょう。これらに含まれるポリフェノールが血糖値の上昇を抑えることがわかっているからです。

基本的には食べるものに合わせて好みのお茶を楽しめばいいでしょう。とくに緑茶はポリフェノールの一種であるカテキンが豊富に含まれ、脂肪燃焼、免疫力を保つ、がんのリスクを下げる、動脈硬化予防、抗酸化作用、認知症リスクを下げるなど、その効用について、研究が盛んにおこなわれています。緑茶のパワーを大いに活用してみてください。

Q 高齢になって量が食べられなくなりました

A 高齢になると、胃腸の働きや酵素の分泌が低下します。食べものを消化する力が衰えるのは自然なことです。通常の食事が食べられるのであれば、1日2食になっても血中たんぱく濃度が下がるといったことは滅多に起きないので、心配は要りません。むしろ食べすぎて病気につながることのほうが多いので、一汁三菜の基本は崩さず、少量でもバランスを意識して色々な種類の食品を食べることを意識してください。「若いころと同じように食べなければならない」という考えは手放しましょう。

Q 玄米は食べないほうがいいの？

A 当院でも昼食は玄米を炊いてスタッフと一緒に食べています。胚芽と外皮（ぬか層）を丸ごと食べる玄米の健康効果は海外でも注目されており、白米を玄米に置き換えることで、糖尿病のリスクが大幅に減少するだけでなく、LDLコレステロールの低下や体内の炎症を抑えることができることが明らかになっています。こうした健康効果は、玄米に含まれるビタミンB1やマグネシウム、食物繊維など多くの栄養素に由来します。食物繊維が多いため、吸収が緩やかで血糖値の急激な上昇を抑えます。

このように健康効果は高いものの、玄米ならどれも安全かというとそうではありません。**農薬を多く使って栽培された玄米の場合、外皮の残留農薬からヒ素やカドミウムなどの有害金属を摂取してしまう**ことになります。米は主食のため、毎日継続して食べ、蓄積してしまうことも問題です。

実際に、当院でも健康のために玄米を食べていた患者さんの毛髪から大量のヒ素が検出されたケースを経験しています。玄米を食べるときは無農薬・低農薬で栽培された品質のよい玄米を厳選することが大切になります。

Q 豚肉・牛肉は食べないほうがいいの？

A 豚や牛など哺乳動物の肉（赤肉）ばかり食べるような食事に偏ると、アラキドン酸（オメガ6脂肪酸のひとつ）が増え、**体内の炎症が促進されるリスク**が高まります。肉を食べる一般的な食生活でアラキドン酸不足になるということは滅多にありません。むしろ肉だけでなく乳製品や揚げ物なども含めて、アラキドン酸過剰に気をつけましょう。

また、肉にはリンも含まれています。リンは必要なミネラルなのですが、**過剰になると腸でカルシウムと結びついて吸収を妨げる**など悪影響をおよぼします。動物性脂肪に含まれるリンは加工食品の添加物として使われる無機リンの濃度を上げるとも言われているので、食べすぎには注意が必要です。

さらに、赤肉を多く食べる人は体内の貯蔵鉄（フェリチン）の値が高くなりすぎる傾向があることも注意したい理由のひとつです。鉄が増えすぎると酸化を促進して体が錆びやすくなり、動脈硬化を起こしやすくなります。

実際に当院でも、肉を意識的に食べている高齢の方でフェリチン（体内の貯蔵鉄）が基準値の4〜5倍ぐらいに増えてしまったケースを経験しています。豚肉・牛肉をまったく食べてはいけないわけではありませんが、肉食に偏らないように、魚や豆などさまざまな食品をたんぱく源とすることをおすすめします。

Q 大型魚は食べてもいいの？

A マグロ、カツオ、メカジキなどの大型の回遊魚は、小魚を食べて長期間生きるため、エサとなる小魚に含まれる水銀を溜め込んでいます。当然、その大型魚を食べた人間には水銀が蓄積することになります。

毛髪中の水銀濃度を見てみると、マグロをよく食べる日本人男性の平均は5・0ppmと、米国の平均0・8ppmに比べてかなり多く蓄積している傾向が見られます。

当院のデータでは、毛髪中の水銀濃度と年齢に相関関係が見られました。水銀は一度体内に入ると排出されにくいため、微量でも摂取期間が長くなればなるほど、蓄積してしまうのです。

毛髪中水銀濃度と年齢との関係

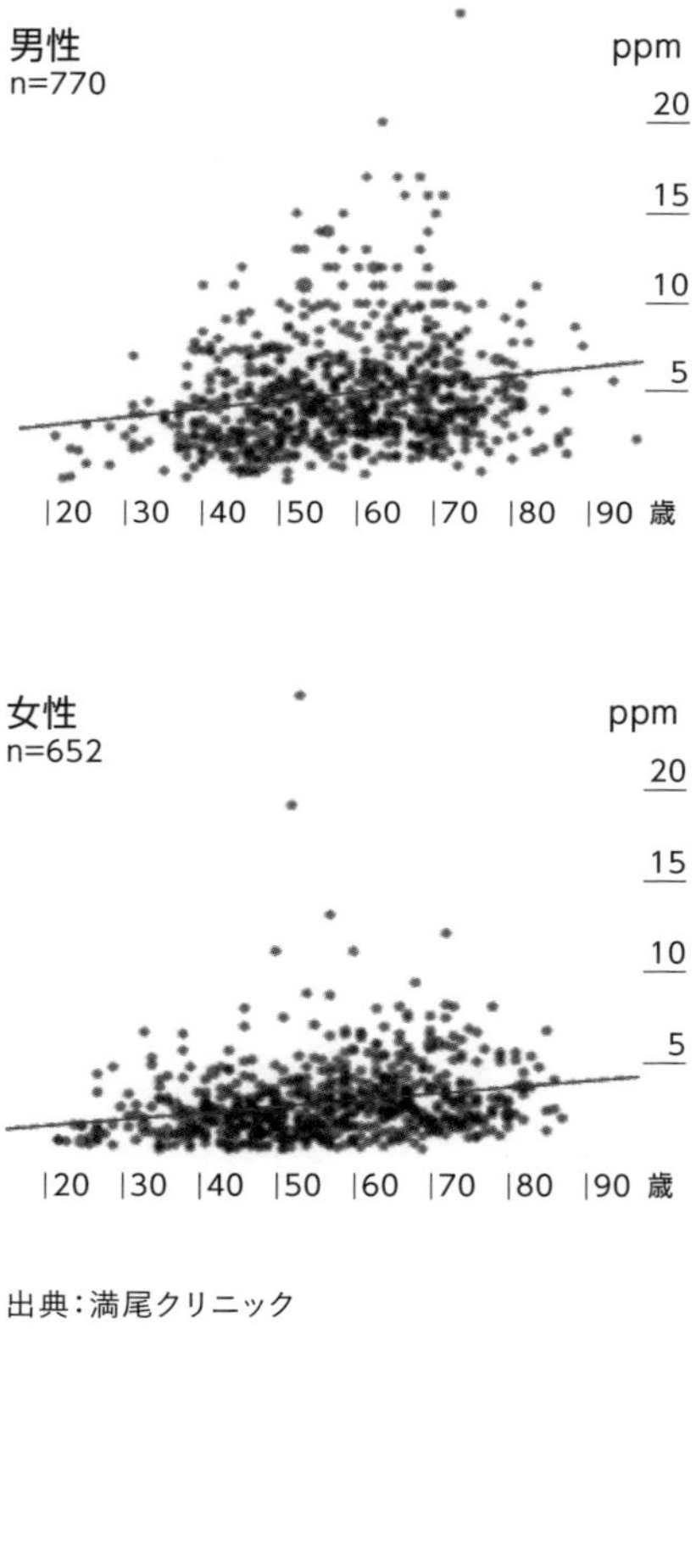

出典：満尾クリニック

水銀は神経細胞に対して障害を与えることが証明されている代表的な重金属です。世界的にも出産可能年齢の女性の42％に基準値を超える毛髪中の水銀濃度が確認されており、妊婦に多量の水銀が蓄積していると子どもにも影響を与えることが危惧されています。一部の疾患と水銀の蓄積との関係を指摘する報告も増えています。わたしは大型魚を控えるように注意しています。

Q 野菜はオーガニックがいいの？ 農薬はどのくらい気にすればいいの？

A

オーガニックとは「有機の」という意味で、化学的に合成された農薬や化学肥料に頼らず栽培された農産物または栽培方法のことを言います。日本では農林水産省が定めた「有機ＪＡＳ規格」の認定を受けることで、オーガニックと称することが認められています。

ただし、これはあくまでも一定の基準です。有機JAS認証を得るには、「作付け前の2~3年と栽培期間中、化学肥料や指定の農薬の使用禁止」と「遺伝子組み換え技術の使用禁止」が定められていますが、必ずしも無農薬、無肥料ではなく、残留農薬がゼロというわけではありません。また、仮に3年前から無農薬栽培を始めたとしても、土壌の質そのものが変わるのにはもっと長期間がかかります。

なるべくミネラル豊富な土壌において有機農法で育てられた食材のほうが、人間の健康にとっても環境にとっても有益でしょう。そうした食材を選ぶに越したことはありません。しかし、農薬ゼロを求めて厳しくこだわると何も選べなくなってしまいそうです。オーガニックは栽培コストがかかるため、価格も一般的に高めです。

オーガニック以外の食材を食べてはいけないわけではないので、どこまでこだわるのか、コストを含めたバランスのなかで、着地点は自分で決めるしかありません。可能な範囲でなるべく信頼できる有機農法の取り組みをしている生産者を選ぶほかにないでしょう。

Q 食材の安全性を気にしたら何も食べられなくなりそうです

A

体には解毒機能が備わっているので、有害なものを取り入れたとしても、よほど毒性が強いものを大量に摂らないかぎり、すぐに健康被害が起こるわけではありません。

ただし、有害なものが長期にわたって蓄積し、限度を超えるとほかの栄養素の吸収が妨げられ、やがて体に必要な酵素の働きが低下したり、活性酸素が増えたりして、老化が進み、徐々に体調が悪化していきます。つまり「量×頻度」

の積が問題になります。

有害なものの摂取をゼロにすることは不可能です。私たちは一定の幅のなかで揺れながら生きているので、ある程度はリスクを受け入れつつ、「これ以上は危険」というラインを見極めながら折り合いをつけるのが自然ではないでしょうか。そのために、検査を時々する意味があります。

たとえばマグロを食べすぎて水銀の値が上がってきたら、「マグロを控えよう」とコントロールすればいいわけです。

有害金属は年齢を重ねるほど蓄積していくので、50代を過ぎたら年に1回程度、検査を受けることをおすすめします。加えて、第3章を参考に不要な物質をできるだけ解毒・排出することを考えればよいでしょう。

Q 低糖質、高たんぱく……。どの食事法がいいの？

A 食事法を比較した興味深い研究があります。(＊27)低糖質食、菜食主義、高たんぱく食、バランス食の４つのグループに分け、脳の機能の変化について調べたものです。その結果、バランスのとれた食事をしている人のグループは、他の３つのグループと比較して精神的健康度が高く、認知機能が優れていたことがわかりました。

この研究では、甘味や脂肪分が多く栄養価の低い食べ物に慣れている人々に対して、「時間をかけて砂糖と脂肪の摂取を減らすことで、人々は自然に健康的な食物を選択するように方向づけられる」と、徐々に食事を変えていく必要性を強調しているのも注目に値します。

人類はその歴史から見ても雑食であることは間違いありません。肉、野菜、穀類、いずれも重要な食材ですが、どれかに偏ることは、脳の健康という視点からもリスクがありそうです。とくに幼少期から健康的なバランスのとれた食事を始めることは、脳細胞の正常な発達と健康な成長のためにも不可欠です。結局、偏りのないバランスのとれた食事が、人の一生にとって極めて重要であることがわかります。

Q コレステロール・中性脂肪を下げるには？

A コレステロール値は中高年になると上がってくる人が多いものです。病気にならないようにコレステロールを下げなければならないと思っている人も多いようですが、じつは、コレステロールをむやみに下げてしまうことは、健康リスクもあります。そもそも、コレステロールは細胞膜をつくる材料となる大切な栄養素です。ある種のホルモンはコレステロールが原料ですし、脳細胞をつくるのにもコレステロールが欠かせません。とくに女性はコレステロールがやや高めでも問題はありません。

それでも、年々増えるような場合は注意が必要です。そうしたケースは、甘い菓子やアイス、揚げ物の油脂などを多く摂りすぎていることが多いですから、まずはそれらを控えましょう。ちなみに、卵やエビ、イクラなどがコレステロールを上げるという医学的根拠はありません。

中性脂肪も同様に、アルコール、糖質、果物などの果糖の摂りすぎが要因となり、脂肪肝から肥満や糖尿病などの生活習慣病につながることが多いです。いずれも、定期的にデータをチェックしながらコントロールしていくことをおすすめします。

Q 糖質を制限しすぎるのはNG？

A 糖質の摂りすぎで高血糖状態が続くと糖化を促進しますし、血糖値の乱高下を引き起こし、やがて糖尿病、動脈硬化、肥満などにつながるリスクが高まります。もちろん、糖質の摂りすぎはよくありませんが、逆に糖質を制限しすぎても健康リスクが高まることがわかっています。

栄養療法の世界では、「全摂取カロリーの半分は炭水化物にすべき」という考え方が主流です。活動量などによって個人差はありますが、仮に1日の摂取カロリーを2000kcalとした場合、炭水化物から食物繊維を除いた糖質量は200～250g以内になります。あまり運動しないデスクワークの人で150～200g以内、減量目的なら150g以内くらいを目標にしたマイルドな糖質制限がよいでしょう。

糖質を制限すれば、どうしても肉などたんぱく質の比率が多くなります。熱量はたんぱく質も糖質も同じ1gあたり4kcalであるうえ、消化には負担がかかります。「糖質を控える代わりに肉を食べる、プロテインを飲む」といった置き換えは、かえって血糖値を上げる方向に傾きがちなので注意しましょう。

Q カフェインは午後3時までなら摂ってもいい？

A 平均年齢約39歳の100人の健康な人に2週間、心機能、毎日の歩数、睡眠パターン、血糖値をモニターしてもらい、特定の日にカフェイン入りコーヒーを飲むか避けるかを指示して変化を解析した研究があります。(＊28)

これによると、カフェイン入りコーヒーを飲んだ日は、睡眠時間が約36分短くなりました。また、人によって睡眠の質に違いがあり、カフェインを早く分解できる遺伝子変異をもつ人では睡眠不足なることが少なく、カフェインの代謝が遅い遺伝子変異をもつ人では、睡眠不足が多くみられました。

カフェインが体内で代謝されて半分量になる時間は6~8時間とされているので、睡眠の質を保つためには、夕方4時以降はカフェイン入りのコーヒーやお茶はあまり飲まないほうがよさそうです。カフェインは適量であれば、認知機能の維持や身体能力の向上に役立つメリットがありますので、日中に賢く摂取しましょう。

Q 認知症予防に効く食べものはありますか？

A 認知症はいまだ根本的な治療法がなく、予防法もはっきりとは明らかになっていません。

ここでは、脳の抗酸化や血流をよくするなど、脳の血管をできるだけ健康に保つためになんらかの作用が期待できそうな食材（通称ブレインフード）を挙げます。

・魚

オメガ3脂肪酸は脳の炎症を防ぎ、脳機能を改善させる働きがあります。週に1回以上魚を食べる人はアルツハイマー病になるリスクが低いという報告があります。

・ココナッツオイル

主成分の中鎖脂肪酸は腸管から吸収されやすく、脳に運ばれて神経細胞のエネルギーになりやすい脂肪酸です。認知症や難治性の脳神経疾患に対して有効に作用するという報告も増えてきています。

・大豆、卵黄、レバー

これらに共通するのは「コリン」という成分を含むことです。コリンは神経伝達物質であるアセチルコリンの材料になるため「記憶力の栄養素」とも言われ、脳神経の働きを円滑にする作用が期待できます。

・緑茶

緑茶の摂取量と認知症の発症率を調べた研究があり、1日5杯以上の緑茶を飲むグループは1杯も飲まないグループよりも24％認知症患者が少ないことがわかりました。

・高カカオチョコレート

カカオポリフェノールを摂取すると脳血流量が上がることがわかっています。また、高カカオチョコレート摂取後に血液中のＢＤＮＦ（脳由来神経栄養因子）が増加する可能性も指摘されています。

ブレインフードと言っても、これらの食品を単体で食べてもあまり効果は発揮されません。脳の健康を維持するには、亜鉛やマグネシウムなどのミネラルも不可欠ですし、さまざまな栄養素がチームで働いていることをお忘れなく。

おわりに

正直に申し上げると『名医の食卓』このタイトルで出版のお話をいただいたとき、「わたしは名医ではありません」とお断りしました。自分自身のことを名医と呼ぶようになったら、焼きが回ったよい証拠です。私自身は、名医どころか、むしろ足りないところだらけで、学び続けている一開業医です。江戸時代の名医、杉田玄白は「医戒」という言葉を残されており、そのなかで日々研鑽することを忘れてはいけないと諭されておりますが、わたしなどは遠く足元にもおよびません。

ただ、出版社の熱心な働きかけにより、ためらいもありましたが、皆さんの健康資産を増やすお手伝いの一助になればと思い、一凡医の個人的な食生活を披露させていただきました。

医食同源という考え方は、わが国には古くから伝わっており、古くは平安時代の医書「医心方」にまで遡ります。江戸時代には、貝原益軒や水野南北らが食養生、とくに節制することの重要性を説いています。

近代では、明治時代の軍医、石塚左玄が「食物養生法」という書を残しているほか、この養生法によって健康を回復した桜沢如一《ゆきかず》が玄米菜食によるマクロビオティックを世界に広めた経緯があります。いずれの食養生を見ても共通するものは、食べすぎないこと、野菜を中心とし、肉を控えることにあるようです。しかし時代が進み、世の中が便利になるにつれて、これまでの食養生の考え方だけでは不十分な部分も出てきているように思われます。

今から50年ほど前、高度経済成長が始まった1970年ごろから日本人の平均寿命の伸びる速度は徐々に低下しています。これは、食生活の内容が大きく変化したことと無関係ではありません。時代の変化で、大きく変わったことは、ファーストフードやコンビニ食の登場、核家族化による食事内容の変化があります。

また、食材の内容から見ると、加工食品が増え、揚げ物など脂肪摂取量が増えたこと、魚の摂取量が減っていることも挙げられます。飽食の時代というと響きはよいかもしれませんが、その内容が健康的なものであるか否かはまったく別の問題のようです。

健康資産になる食材は、遠来の高価な珍味ではなく、誰もが食べることのできる一般的な食材だと思います。こうした食材をできるだけシンプルな調理法で感謝の心をもって食べることが食養生の基本です。なかでも納豆は、自分の大好物でもあり毎日欠かさず食べるようにしています。北大路魯山人は、何度も納豆をかき混ぜることでおいしさが増すと述べています。ものぐさなわたしはそのまま茶漬けに放り込んで食べていますが、納豆嫌いの方でもおいしくいただけるおすすめの食べ方です。

末筆ながら、皆さんのご健康を心よりお祈り申し上げます。

令和六年　八月　蝉時雨の朝

満尾正

参考文献

＊1 「『健康食品』の安全性・有効性情報:ミネラルについて」(国立研究開発法人 医薬基盤・健康・栄養研究所)

＊2 『生命元素事典』(桜井弘編、オーム社、2006年)

＊3 『オリーブオイル・サラダ油は今すぐやめなさい!』(奥山治美著、スコラマガジン、2015年)

＊4 Cell Metabolism. 2022; 34(7),1042-1053.e6

＊5 『腸と森の「土」を育てる』(桐村里紗著、光文社新書、2021年)

＊6 Chemical Safety and Health Unit (CHE),WHO Headquarters (HQ), 2019 Nov 3:Mercury in skin lightening products

＊7 J Am Soc Nephrol. 2010;21(11):1953-60.

＊8 厚生労働省:2020年1月 発表 定期調査「国民健康・栄養調査」

＊9 J Pharmacol Sci. 2012;118(2):145-8.

＊10 https://www.fda.gov/food/environmental-contaminants-food/mercury-levels-commercial-fish-and-shellfish-1990-2012

＊11 Molecules. 2022;27(18):6061.

＊12 Oncol Rep. 2022 Jan;47(1):14.

＊13 Biochem Biophys Res Commun. 2021;570:21-25.

＊14 2005年度日本学術振興会科学研究費助成事業「納豆中に見出された抗菌物質の研究」須美洋行ほか

＊15 AAPS J. 2013;15(4):991-1000.

＊16 Front Nutr. 2024;11:1366409.

＊17 Int J Obes (Lond). 2023;47(10):939-947.

＊18 Eur Heart J. 2019;40(7):583-594.

＊19 Cancer Epidemiol Biomarkers Prev. 2020;29(6):1214-1221.

＊20 Circulation. 2005;112(17):2627-33.

＊21 Int Clin Psychopharmacol. 2023;38(2):73-80.

＊22 Transl Psychiatry. 2022;12(1):466.

＊23 『Silica Water the Secret of Healthy Longevity in the Aluminum Age』(Dennis N. Crouse、CreateSpace Independent Publishing Platform、2018年)

＊24 Alzheimers Dement. 2015;11(1):99-103.

＊25 『図解でよくわかる土壌微生物のきほん』(横山和成監修、誠文堂新光社、2015年)

＊26 『失われてゆく、我々の内なる細菌』(マーティン・J・ブレイザー著、山本太郎訳、みすず書房、2015年)

＊27 Nature Mental Health.2024;2:535–552.

＊28 N Engl J Med. 2023;388(12):1092-1100.

参考文献は下記のQRコードからもご覧いただけます。

PW : 202408
https://bit.ly/shokutaku2024

著者プロフィール

満尾正（みつお・ただし）

満尾クリニック院長
日本キレーション協会代表
米国先端医療学会理事
日本抗加齢医学会評議員
医学博士

北海道大学医学部卒業後、内科研修を経て杏林大学救急医学教室講師として救急救命医療に従事。ハーバード大学外科代謝栄養研究室研究員、救急振興財団東京研修所主任教授を経た後、日本で初めてのアンチエイジング専門病院「満尾クリニック」を開設。米国アンチエイジング学会（A4M）認定医（日本人初）、米国先端医療学会（ACAM）キレーション治療認定医の資格を併せ持つ、唯一の日本人医師。延べ4000人以上を診療し、キレーション治療の経験は延べ約5万件を超える。著書は『食べる投資』（小社刊）、『ハーバードが教える最高の長寿食』（朝日新書）など多数。

アチーブメント出版
X **@achibook**
facebook **https://www.facebook.com/achibook**
Instagram **achievementpublishing**

より良い本づくりのために、ご意見・ご感想を募集しています。
下記QRコードよりお寄せください。

名医の食卓
2024年(令和6年)9月1日　第1刷発行

著者　満尾　正
発行者　塚本晴久
発行所　アチーブメント出版株式会社
〒141-0031 東京都品川区西五反田2-19-2 荒久ビル4F
TEL 03-5719-5503／FAX 03-5719-5513
https://www.achibook.co.jp

装丁　山之口正之(OKIKATA)
本文デザイン・DTP　田中俊輔
料理制作　田内しょうこ
料理アシスタント　堀口菜緒子
撮影　海老原隆(Tea-up photographic)
スタイリング　川村香織(Tea-up photographic)
編集協力　塚越小枝子、est Inc.
校正　株式会社ぷれす
印刷・製本　株式会社光邦

ISBN 978-4-86643-159-8